AF378042

LE PRIX
DU BIEN-ÊTRE

ÉDOUARD ZARIFIAN

LE PRIX DU BIEN-ÊTRE

Psychotropes et sociétés

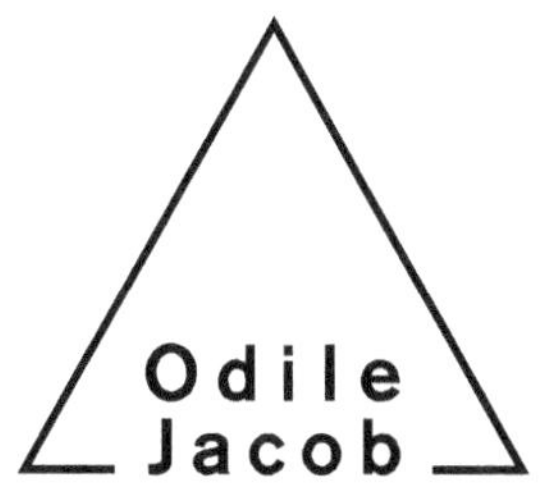

REMERCIEMENTS

Je remercie Odile Jacob dont le pouvoir de conviction et le dynamisme inaltérable ont permis de transformer un rapport technique sur la santé destiné aux pouvoirs publics en un livre disponible pour tous parce qu'il s'agit d'enjeux de société.

Je remercie aussi tout particulièrement Christophe Guias pour la lecture critique et la mise en forme finale du manuscrit qu'il a réalisées avec une grande gentillesse et beaucoup de compétence.

Introduction

LE PRIX DU BIEN-ÊTRE

En janvier 1995, le constat que l'on prescrivait en France deux à quatre fois plus de médicaments psychotropes que partout ailleurs en Europe a poussé Simone Veil, alors ministre d'État chargé des Affaires sociales, de la Santé et de la Ville, et Philippe Douste-Blazy, ministre délégué à la Santé, à s'interroger sur la réalité du phénomène, sur ses raisons et sur ses mécanismes. Cette mission de santé publique me fut confiée. Une longue histoire commençait qui débuta par la lecture austère de documents issus des services de marketing de l'industrie pharmaceutique et aboutit à une analyse du comportement du corps médical – enseignants et prescripteurs –, en passant par la découverte des services spécialisés du ministère de l'Intérieur et d'Interpol en matière de répression du trafic de stupéfiants et de psychotropes.

Il me fallait tout d'abord recueillir le plus de données chiffrées possible. Or il apparut très vite que les caisses d'assurance maladie, vers lesquelles je me tournai spontanément, n'avaient pas la moindre idée de ce qu'elles remboursaient aux usagers, ni des raisons qui poussaient le corps médical à prescrire tel ou tel médicament. Cela venait principalement de moyens très insuffisants. Des médecins de grande qualité réalisent souvent, en effet, au sein des caisses, d'excellentes études à partir des ordonnances ; mais, ponctuelles et limitées dans leur portée, ces études souffrent de leur côté artisanal : recueillies à la main, les données ne donnent lieu à aucune informatisation systématique !

L'essentiel des chiffres me vint d'autres sources, soit des laboratoires pharmaceutiques, qui collaborèrent bénévolement et efficacement, soit d'organismes comme le CREDES, qui réalisent des études extrêmement précieuses. Dans tous les cas, ces chiffres provenaient d'entreprises spécialisées qui recueillent dans les pharmacies des informations sur la prescription, puis les vendent, après leur avoir fait subir des traitements statistiques, à l'industrie pharmaceutique qui est leur principal client.

Toutes les études citées dans ce livre ne concernent que les médicaments psychotropes. Ce sont ces substances dont le nom est suffisamment explicite pour donner la définition des effets attendus : anxiolytiques ou tranquillisants, antidépresseurs, hypnotiques ou somnifères n'appellent pas de précisions sur leurs ambitions thérapeutiques. Les neuroleptiques – actifs sur les délires, en particulier hallucinatoires, et sur les états d'agitation psychique et motrice – méritent en revanche que l'on explique leurs effets comportementaux.

La comparaison de la prescription de ces médicaments avec les chiffres connus dans les autres pays d'Europe ne laisse aucune place au doute. La France – personne ne peut le contester – plafonne en tête avec des volumes deux à quatre fois supérieurs aux pays voisins. Que cette suprématie s'étende à de nombreuses autres classes de médicaments – hypotenseurs, antibiotiques, antidiabétiques, etc. – ne change rien à la nécessité de comprendre les raisons de cette situation.

Comprendre nécessiterait de savoir, au-delà des chiffres bruts, pourquoi le médecin prescrit ces médicaments, pourquoi il arrête un traitement, substitue un médicament à un autre, etc. Bref, il faudrait connaître les aspects qualitatifs de la prescription et pas seulement les données quantitatives. Or ces informations n'existant pas, on est contraint aux hypothèses.

C'est pourquoi il a été nécessaire d'envisager le rôle de tous les acteurs qui interviennent dans la chaîne de santé, depuis le fabricant jusqu'au prescripteur.

L'industrie pharmaceutique, active et dynamique, dont les résultats brillants doivent être comparés à ceux des autres secteurs industriels de notre pays, est en fait une industrie comme les autres. Pour vendre ses produits, elle utilise toutes les ressources de promotion, de vente, de communication dont les industriels disposent aujourd'hui.

Le prescripteur, qui n'est pas l'acheteur, est pourtant celui qui engage les dépenses payées par la collectivité au bénéfice d'un consommateur qui n'est en principe pas directement demandeur. On verra qu'il n'en est pas toujours ainsi et que l'usager dicte souvent sa prescription au médecin lorsqu'il s'agit de médicaments psychotropes.

L'analyse des conditions de formation et d'information, et de celles de la consultation, montre que de nombreux facteurs concourent à une certaine facilité de prescription des psychotropes et surtout au renouvellement de cette prescription.

Les acteurs du système de santé qui interviennent dans la mise à disposition des médicaments psychotropes comprennent, bien entendu, les autorités sanitaires qui dépendent de l'État. C'est pourquoi l'organisation et les fonctions de l'Agence du médicament sont largement évoquées. La description de ses rouages, en particulier de ses commissions spécialisées, montre les différentes étapes – et partant les responsabilités de l'État – qui amènent un médicament psychotrope du centre de recherche à l'ordonnance du médecin prescripteur. Cette responsabilité des pouvoirs publics se poursuit indéfiniment dans la surveillance et la réévaluation du médicament en conditions réelles d'utilisation pendant toute son existence commerciale.

Pourquoi le médecin français prescrit-il autant de médicaments psychotropes ? Serait-ce parce que les Français sont beaucoup plus victimes de troubles psychiques que leurs voisins européens ? En dépit de ce que certains affirment gratuitement dans le milieu médical, cela paraît peu vraisemblable. En revanche, la description du discours académique, des actions promotionnelles en faveur des médicaments, et la transformation de la clinique des troubles psychiques en symptômes cibles pour les psychotropes éclairent largement la situation.

Celle-ci soulève nécessairement des questions de santé publique. C'était d'ailleurs l'objectif du rapport qui m'avait été commandité par Simone Veil et Philippe Douste-Blazy. Ces questions, qui sont en fait très nombreuses et qui furent trop longtemps escamotées, demeurent hélas sans réponse aujourd'hui, même si le fait de pouvoir les poser et les expliciter en détail représente déjà un progrès. Certaines d'entre elles, comme les conséquences de la consommation de psychotropes sur les accidents de la route et les accidents du travail, ont été définitivement réglées dans quelques pays européens. D'autres, comme les effets psychiques dangereux des médicaments psychotropes utilisés sur le long terme, n'ont jamais été évoquées. Pourtant, les associations d'usagers commencent à s'interroger en France et prennent modèle sur les actions entreprises aux États-Unis ou dans d'autres pays de langue anglaise.

C'est donc la description de tout le système de santé dans lequel s'inscrit le médicament psychotrope, et qui inclut l'usager lui-même, qu'il m'a été nécessaire d'entreprendre.

Le retentissement de ce rapport fut sans commune mesure avec l'objectif technique qui lui avait été fixé au départ. Pendant plusieurs mois, tous les médias, sans exception, s'en sont fait l'écho, désignant parfois tel ou tel bouc émissaire – les industriels du médicament, les prescripteurs, les enseignants, etc. – comme responsable de la situation française. Parallèlement, certaines personnes s'étant procuré le rapport technique auprès des pouvoirs publics, le milieu médical qui y était décrit se mit à réagir. Des industriels du médicament exprimèrent leur mauvaise humeur, de même que certains journaux médicaux et un petit groupe de psychiatres universitaires souvent à la fois experts auprès de l'Agence du médicament et consultants pour des laboratoires pharmaceutiques...

Au même moment, des psychiatres universitaires, de secteur public ou des libéraux, ainsi que des médecins généralistes et de très nombreuses personnes venant du grand public, prirent position pour soutenir le travail dont la presse rendait compte. Que signifiaient ces positions ?

L'ampleur des réactions était trop importante pour être liée seulement aux données objectives exposées dans le travail remis au ministre de la Santé. L'unanimité de l'intérêt montré par la presse ne pouvait s'expliquer par la seule beauté des chiffres. En fait, le rapport sur les médicaments psychotropes suscitait des enjeux politiques qui n'avaient échappé à personne.

En premier lieu, la description minutieuse et détaillée d'un système de pouvoirs contrôlant un aspect important de la santé n'est pas chose habituelle. Les systèmes acceptent d'être critiqués, car ils peuvent se défendre, mais ils détestent être décrits, car ils se trouvent alors exposés au regard de tous.

En second lieu, deux questions étaient soulevées qui ne pouvaient laisser l'opinion indifférente. La première portait sur l'enseignement de la clinique psychiatrique, vidée de la psychopathologie et totalement inféodée au modèle nord-américain. C'est en fait une conception de l'homme dans la société qui est en cause. La psychopathologie se réfère à un sujet et à son environnement, alors que le diktat nord-américain réduit la souffrance psychique à une collection de symptômes informatisables qui permettent de considérer l'homme comme un objet soumis à l'outil statistique.

La deuxième question concernait le rôle ambivalent de certains experts qui étaient à la fois conseillers des pouvoirs publics sur des dossiers de médicaments et consultants de l'industrie pour les mêmes médicaments ou les mêmes classes thérapeutiques. Cette ambiguïté des rôles s'est retrouvée mise en lumière plus tard avec le dossier embarrassant des « vaches folles ». L'expert ne peut être à la fois juge et partie.

Pour toutes ces raisons, il est apparu que ce rapport sur les médicaments psychotropes était susceptible d'intéresser un large public et pas seulement les spécialistes de la santé publique. C'est pourquoi un livre a vu le jour dont l'ambition est de mettre à la disposition de tous des données jusqu'alors réservées à un milieu restreint.

Au-delà de tous ces aspects, la question de fond soulevée par l'importance de la prescription de médicaments psychotropes concerne la finalité du besoin exprimé par les consommateurs.

Si l'on exclut les *vrais* malades, ceux dont l'état nécessite un traitement médicamenteux, les psychotropes utilisés pour atteindre le bien-être lorsque l'on connaît un mal de vivre amènent à s'interroger sur l'évolution du concept de santé dans notre société.

La différence entre les psychotropes illégaux (drogue) et les psychotropes légaux (alcool, médicaments) ne tient pas qu'aux seules définitions de la loi. Elle s'établit aussi grâce aux représentations sociales véhiculées par ces mots. La drogue renvoie par association d'idées à l'héroïne, à la déchéance, à la mort, aux trafiquants, etc. Le cannabis, utilisé en Orient à titre récréatif et interdit en Occident, est assimilé à l'héroïne; on sait les débats contradictoires que cette assimilation suscite aujourd'hui.

D'un point de vue pharmacologique, tout oppose pourtant l'héroïne et le cannabis, mais les représentations sociales que génèrent ces substances sont identiques, et l'assimilation inéluctable. En revanche, notre société admet, voire recommande, une maîtrise de la consommation d'alcool (« à utiliser avec modération ») et donne le statut noble et légitime de médicament à certaines substances psychotropes. Les représentations sociales ne peuvent donc assimiler l'alcool et les médicaments à *la* drogue. La dépendance alcoolique ou la dépendance aux benzodiazépines ne seront **pas** appelées toxicomanies. Elles seront même niées dans bien des cas. De nombreux médecins refusent de reconnaître l'existence de la dépendance aux benzodiazépines en dépit de preuves pharmacologiques irréfutables.

Il ne s'agit pourtant pas, le plus souvent, de mauvaise foi, mais d'une impossibilité psychologique à modifier leurs représentations sociales. « Les benzodiazépines sont des médicaments, donc elles ne peuvent être une drogue. » « Je prescris un médicament à un malade, donc je ne peux être un dealer qui fournit un toxicomane. » « C'est légal, donc ce n'est pas dangereux. » On pourrait multiplier les exemples de ces raisonnements qui sont le plus souvent implicites. En revanche, dans notre société, l'utilisateur occasionnel de cannabis est étiqueté toxicomane sans hésitation, car non seulement la loi le désigne ainsi, mais aussi, et plus sûrement, les représentations sociales, même s'il n'a jamais été démontré que le cannabis, « utilisé avec modération », entraîne une dépendance.

Le poids des représentations sociales et des conditionnements de pensée explique en grande partie la place de l'utilisation des médicaments psychotropes dans notre société.

Un trio se trouve réuni dont les images sont clairement définies : un médecin, un médicament, un malade. C'est une situation réelle dans de nombreux cas. Mais certains médicaments psychotropes (benzodiazépines utilisées comme tranquillisant ou comme hypnotique et antidépresseurs psychostimulants) ont aussi une action psycho-comportementale vécue agréablement par des gens bien portants. La réalité du trio peut changer : le présumé malade est en fait un malheureux, le médicament est une substance procurant du bien-être, et le médecin est le recours le plus facile et le moins onéreux pour un malheureux qui veut demeurer performant ou oublier ses malheurs. En apparence, pourtant, rien n'a changé ; l'honneur est sauf et l'identité des composantes du trio n'est pas remise en question. « C'est un médicament puisque c'est prescrit sur une ordonnance par un médecin et que c'est remboursé par la Sécurité sociale. » « Je suis authentiquement malade puisque je prends des médicaments et que l'on m'a établi un arrêt de travail. » En effet, ces raisonnements sont irréfutables.

La question de fond est de savoir si la santé et le bien-être ne font qu'un. Si c'est le cas, alors les médecins doivent assurer le bien-être des populations et la Sécurité sociale doit le financer. Mais qu'est-ce que le bien-être ? Par qui et pour qui doit-il être défini ? Le bien-être est-il une vérité individuelle ou peut-il obéir à une définition générale ? Est-ce à l'individu de définir ce qu'il entend par « bien-être », ou celui-ci ne résulte-t-il que d'un conformisme à l'exigence d'une norme sociale ? Être productif, performant et toujours disponible, sont-ce les conditions nécessaires au bien-être ? Dans cette situation, les médicaments psychotropes agissent-ils comme des agents qui favorisent la productivité, la performance et la disponibilité, ou comme des outils qui permettent d'oublier ou de relativiser la réalité de la situation vécue ?

Pour trancher, il faudrait sans doute arriver à s'entendre sur une définition univoque et convaincante de la santé. Malheureusement, nous ne disposons que de définitions fluctuantes et pour le moins variables dans leur champ d'application. Le niveau de vie, l'environnement médical, l'importance des revenus, les standards d'hygiène, de nutrition concourent à des définitions et à des exigences très diverses de la santé. Peut-on proposer les mêmes critères dans certains pays d'Afrique, où règnent la faim et les épidémies, où survivre au quotidien est déjà une performance, et dans les couches aisées de la population occidentale, où le moindre bobo physique ou moral prend des proportions extrêmes?

En 1994, le Haut Comité de la santé publique notait que « du point de vue de l'individu, l'enjeu de la santé est plus que jamais sensible : la santé n'est plus seulement perçue comme l'absence de maladie ou de handicap, elle tend à se rapprocher de la notion de bien-être, de bonheur, voire de mieux être et de performance [1] ». Tout un programme... Voilà le médecin transformé en marchand de bonheur dans un univers de santé où se mêlent les déterminants économiques, sociaux, environnementaux, au même titre que les atteintes lésionnelles, les handicaps et les souffrances psychologiques! Depuis peu, le domaine de la santé s'est en plus arrogé le concept de « qualité de vie », étendant encore le champ de ses ambitions et le rôle de ses acteurs.

L'approche dite « perceptuelle » de la santé implique l'adaptation du sujet à son environnement physique et social. Autrement dit, la société définit la santé par rapport à ses normes et l'individu se perçoit ou non en bonne santé selon les critères de sa propre subjectivité. Utiliser le système de santé amène à se définir comme malade même si l'on est bien portant : une femme enceinte se dira la « patiente » de son obstétricien.

Autrefois purement curative, la médecine est devenue préventive, voire prédictive, grâce aux apports de la génétique moléculaire. Comme le dit encore le rapport sur *La Santé en France*, « la demande de santé devient aussi une demande de "corps performant" : beau, jeune, sportif,

---

1. Haut Comité de la santé publique, *La Santé en France. Rapport général*, Paris, La Documentation française, 1994.

intelligent [...]. La médecine du " désir ", illustrée notamment par les prouesses de l'assistance médicale à la procréation et de la chirurgie esthétique, est entrée en scène ». Le médecin n'est plus seulement un technicien qui peut sauver la vie en cas de maladie, il est devenu celui qui peut permettre de réaliser un désir. Inversant le titre du chapitre d'un livre de Canguilhem, on peut dire qu'aujourd'hui on est passé du vital au social.

La définition de la santé retenue par l'Organisation mondiale de la santé est claire à ce sujet : « La santé est un état complet de bien-être physique, mental et social qui ne consiste pas seulement en l'absence de maladie ou d'infirmité. » Le mot est lâché : bien-être. Le médecin et le système de santé, en particulier l'assurance maladie, doivent-ils garantir le bien-être ? Peut-on préciser ce que l'on entend par « bien-être » mental et social ? Que recherche l'individu – qui possède à cet égard sa vérité personnelle – dans son projet d'accession au bien-être ? « Le bien-être, disait Kant, n'est pas ressenti, car il est simple conscience de vivre. » D'autres que l'OMS auraient alors à s'exprimer sur le contenu du bien-être et sur les moyens pour y parvenir.

La médicalisation abusive de l'existence débouche nécessairement sur une démédicalisation de la santé, car le bien-être du sujet souffrant ne peut pas dépendre uniquement des autres et des progrès de la médecine. On a pu dire que la santé avait remplacé le salut, mais pour combien de temps encore ? Dans une société entièrement tournée vers le matérialisme et les valeurs marchandes, l'utilisation des psychotropes ou des drogues pour satisfaire un besoin métaphysique qui participe au bien-être est une réponse dangereuse.

Le recours de plus en plus fréquent aux sectes est également là pour montrer que l'absence de spirituel ouvre une faille qui ne saurait être comblée que de manière sauvage par l'élimination des valeurs individuelles. Il ne s'agit pas de prôner des références morales ou religieuses qui ne peuvent être que l'affaire de chacun. En revanche, affirmer que l'homme, parce qu'il est homme, possède en lui-même des ressources et des capacités spécifiques qui sont aussi susceptibles de l'aider à accéder au bien-être, et que cela ne dépend que de lui-même à condition de le savoir, c'est tenir un discours subversif.

Ce discours est dangereux aux yeux de la science, exclusivement matérialiste, car il contrarie son désir de toute-puissance.

Ce discours est dangereux aux yeux de système économique, qui voit un consommateur lui échapper.

Ce discours est dangereux aux yeux du politique, qui ne saurait tenir en dépendance un individu libre.

Mais ce discours qui ne « vend » rien, qui ne défend ni parti ni religion, est bénéfique pour l'être humain, qu'il restaure dans sa dignité et dans sa spécificité d'homme libre.

Conflits d'intérêts

Chapitre premier

LES LOGIQUES DU PROFIT

Si le médicament était aussi indispensable qu'on le dit, sa nécessité devrait s'imposer d'elle-même. Or on constate que les investissements de recherche sur un an sont parfois inférieurs de 50 % aux frais de promotion, d'information, de relations publiques, etc., engagés par les industriels du médicament. En 1994, l'industrie pharmaceutique mondiale aurait dépensé dix milliards de dollars pour sa promotion [1]...

Les laboratoires ne cherchent pas exclusivement à « soulager l'humanité souffrante » et à « sauver des vies humaines », même si, dans ce domaine, les exemples ne manquent pas. On ne peut pas mettre sur le même plan, en effet, le traitement de la méningite tuberculeuse et celui des jambes lourdes. Personne ne songerait raisonnablement à contester l'intérêt et l'efficacité des médicaments psychotropes dans le traitement de véritables pathologies dépressives, délirantes ou anxieuses, mais l'extension de l'utilisation de ces médicaments à la limite ou en dehors des indications pathologiques ne saurait être acceptée sans réserve au plan de la santé publique.

---

1. Chiffre cité par *Le Point*, dans son numéro du 22 avril 1995.

Toutes les actions promotionnelles contiennent une visée commerciale à cours, moyen ou long terme. Il s'agirait sinon d'une faute professionnelle pour ceux qui les engagent. Quelle entreprise investirait à perte ou procurerait à un tiers un avantage quelconque sans l'espoir d'un retour sur investissements ? Les aides, les partenariats, les attentions de l'industrie pharmaceutique à l'égard du corps médical, quelque nécessaires qu'elles soient, ne servent qu'un but : favoriser les ventes [1]. S'il n'y a pas lieu de s'en offusquer, il serait tout de même utile de le rappeler régulièrement aux prescripteurs ou aux leaders d'opinion qui influencent les prescriptions.

Quand l'information thérapeutique
se met au service de la promotion

Aux yeux des pouvoirs publics, l'industriel a un devoir, celui de permettre à tout prescripteur de médicaments un libre accès à l'information relative aux caractéristiques mêmes du produit et de son utilisation : effets thérapeutiques et effets secondaires, indications et contre-indications, etc. Cette information thérapeutique, qui devrait être totalement objective, relève le plus souvent, dans les faits, d'une action promotionnelle [2].

La visite médicale est au centre de ce dispositif. On dénombre environ quinze mille visiteurs médicaux en France qui forment un réseau assez dense, moins qu'en

---

1. Rappelons qu'en 1989 le rapport dit « des cinq sages » attirait déjà l'attention des pouvoirs publics sur la nécessité de suivre les actions promotionnelles qui permettent la vente des médicaments. *Cf.* G. Dubois, C. Got, F. Grémy, A. Hirsch, M. Tubiana, *L'Action politique dans le domaine de la santé publique et de la prévention.*

2. Aujourd'hui, les seuls supports à fournir une information thérapeutique objective, indépendante, sont d'une part les fiches signalétiques du Vidal et d'autre part les fiches dites de transparence qui, établies par les pouvoirs publics, décrivent les caractéristiques et le bon usage d'un médicament.

Italie, mais nettement plus que dans les autres pays d'Europe. C'est que la visite médicale coûte cher aux laboratoires qui en attendent donc une forte rentabilité : le nombre de visiteurs médicaux sur un même produit et la fréquence de leurs visites chez le médecin influencent, on le sait, le volume des prescriptions.

L'information thérapeutique passe également par des publicités qu'un encadré doit en principe signaler et qu'une commission, au sein de l'Agence du médicament, est chargée de contrôler et d'évaluer. J'y reviendrai plus longuement dans un instant.

Les réunions locales, souvent animées par un visiteur médical, et les colloques nationaux, présidés par un leader d'opinion, en général universitaire, font partie des relations publiques qui visent en théorie à améliorer l'information thérapeutique sur le produit. On verra qu'en pratique il en va tout autrement.

La presse médicale concourt aussi à cette information, mais d'une manière assez ambiguë puisque, largement dépendante de ses annonceurs pharmaceutiques, elle ne possède qu'une liberté très relative d'expression. Rares sont les revues qui vivent, comme *Prescrire*, de leurs seuls abonnements.

Colloques et congrès : la communication s'affiche

L'environnement de la prescription, c'est-à-dire les éléments cliniques qui doivent conditionner celle-ci, est fortement influencé par la communication des laboratoires. Il peut s'agir d'initiatives exclusives du service marketing ou de la direction médicale, ou bien de collaborations avec des agences extérieures de publicité ou de communication.

Prenons l'exemple des colloques nationaux organisés de manière autonome par un industriel à propos du lancement ou du bilan d'un produit. En règle générale, les messages du laboratoire sont véhiculés par des leaders d'opinion – universitaires ou non – qui agiront comme président du colloque et intervenants. Leur silence ou leur neutralité, c'est-à-dire leur absence de critiques sur le message délivré par l'industriel, sont évidemment très recherchés. Au mieux, un des représentants du laboratoire y présente une communication personnelle. Mais, dans tous les cas, le choix des thèmes du colloque et des orateurs est de la seule responsabilité du laboratoire, même si, en apparence, les orateurs sont invités par le président du colloque ou par un conseil scientifique. En général, les diapositives utilisées ont toutes été réalisées, donc contrôlées, par le laboratoire qui ne s'exprime ainsi jamais en son nom propre, mais par personnes interposées.

Les congrès nationaux organisés indépendamment de l'industrie et les congrès internationaux émanant d'associations scientifiques n'existeraient pas sans les subventions directes des laboratoires ni les revenus procurés par l'organisation des symposia satellites contrôlés par les chefs de produit. Ces lieux de rencontre permettent d'ailleurs d'inviter des leaders d'opinion et de tisser avec eux des liens qui seront exploités ultérieurement, à l'occasion de réunions nationales ou en échange de services divers.

La formation médicale continue, dont je reparlerai au chapitre suivant, est un domaine où l'industrie joue un rôle important. Disons tout de suite que l'aide apportée par les laboratoires au choix des thèmes, leur collaboration à l'orientation des débats, leur participation au contenu des programmes font qu'il n'est pas possible de dire que la formation médicale continue est indépendante.

Les relations publiques constituent des formes de communication individuelles ou collectives en présence des représentants du laboratoire. Elles prennent des formes diverses et ont été fortement contraintes par les mesures récentes qui visent à codifier les avantages financiers ou en nature que peuvent recevoir les membres prescripteurs du corps de santé. L'extension des invitations aux conjoints ou à la famille, les disproportions entre l'objet de la réunion et les moyens mis en œuvre pour les voyages, l'hospitalité ou la restauration font actuellement l'objet d'une description par contrat soumis au Conseil de l'Ordre.

Le vrai visage de la publicité

La publicité traditionnelle repose essentiellement sur les encarts publiés dans les revues médicales, les bandeaux en bas de page et l'envoi postal de documents. Toutefois, elle tend à diminuer quantitativement depuis quelques années, mettant ainsi en péril et en situation de plus grande dépendance les revues médicales qui en tiraient l'essentiel de leur revenu. Cette dépendance et cette vulnérabilité placent à l'évidence le contenu rédactionnel sous le contrôle des annonceurs. Les articles leur sont soumis, soit directement par la revue, soit par les acheteurs d'espace publicitaire, quand leurs produits, la classe thérapeutique à laquelle ils appartiennent, ou des concepts cliniques auxquels ils se rapportent sont cités. Une censure s'exerce si le contenu rédactionnel s'éloigne de la ligne promotionnelle. La menace de la suppression du budget publicitaire est un argument suffisamment fort pour faire revenir l'essentiel des revues dans le droit chemin en cas d'incartade. En conséquence de quoi certains effets secondaires et la dépendance aux benzodiazépines ont été connus des médecins français avec près de dix ans de retard par rapport à la Grande-Bretagne, et encore seulement parce que la presse grand public en avait parlé.

Si la publicité « vendait » autrefois une efficacité thérapeutique dans une indication médicale et, éventuellement, une bonne tolérance, le message qu'elle véhicule aujourd'hui est totalement différent. Pour inciter à la prescription, on met en scène des situations de la vie quotidienne, avec des « promesses » qui n'ont plus rien à voir avec l'indication thérapeutique médicale. Les conséquences psychologiques d'un retour à un fonctionnement mental normal sont ainsi présentées comme une indication première du médicament. Les images et les slogans relatifs aux psychotropes montrent de plus en plus souvent des êtres humains en situation de difficulté existentielle tels que les généralistes peuvent les rencontrer dans leur cabinet de consultation. L'image d'un jeune couple qui s'enlasse fougueusement avec en sous-titre « revivre l'émotion » n'est pas une indication du Vidal. Certes, le médicament dont on vante ici les mérites est le plus efficace des antidépresseurs, à tout le moins un antidépresseur de référence, mais « revivre l'émotion » n'est qu'une conséquence parmi d'autres de la guérison d'un état dépressif, c'est-à-dire le retour à un état antérieur. On ne développe plus la relation entre un diagnostic clinique et une stratégie thérapeutique, mais entre un symptôme, une émotion, un comportement et un médicament.

Créer le réflexe de la prescription suppose la mémorisation d'un nom associé à une image, une situation ou un concept. Tout est possible si l'on se donne les moyens de construire une vraie stratégie. Pour les antidépresseurs, un mécanisme d'action allégué (parmi de nombreux autres), voire le nom d'un neurotransmetteur comme la sérotonine sont ainsi reliés directement au nom d'un médicament dont l'image et la mémorisation ont été particulièrement travaillées. Certes, les fameuses « mentions obligatoires » doivent figurer (leur contenu est défini légalement), mais leur typographie et les conditions de lecture rendent complètement illusoire l'accès à ces données par le médecin qui feuillette une revue.

Pour vérifier que les informations délivrées aux médecins dans les documents publicitaires et les outils promotionnels (tirés à part d'articles, communiqués aux revues, etc.) sont conformes aux indications et aux posologies de l'autorisation de mise sur le marché, un contrôle est exercé, au sein de l'Agence du médicament, par la Commission de la publicité. Il est clair que son action est assez symbolique. Depuis 1986, sous la pression des industriels, le contrôle de la publicité est devenu rétrospectif. On conçoit la commodité pour les industriels de ne pas avoir à attendre d'une commission, dont le délai de réponse est forcément un peu long, un feu vert avant d'entreprendre une campagne commerciale. Mais alors, le contrôle rétrospectif ne présente aucun intérêt pour entraver les débordements d'un chef de produit un tant soit peu imaginatif. Les délais entre le dépôt des dossiers, la nomination des experts extérieurs pour avis, le retour d'information des experts, la convocation de la commission, la signification de ses décisions, et l'exécution de celles-ci, laissent tout loisir à une campagne de publicité de se terminer tranquillement et à l'industriel d'en démarrer une autre. En outre, la parution au *Journal officiel* des décisions d'interdiction n'a aucune valeur pratique, si bien que rares sont les médecins généralistes qui le scrutent quotidiennement pour les y rechercher.

La publicité peut, d'autre part, prendre une forme rédactionnelle qui, si elle n'annonce jamais son nom, n'en est pas moins réelle et suffisamment subtile pour leurrer la majorité des lecteurs. Ce peut être un article signé par un collaborateur du journal – souvent un médecin titulaire d'une carte de presse –, mais dont le contenu, aux intentions nettement promotionnelles, aura été supervisé par un chef de produit. Ce peut être aussi une publicité légale, mais présentée de façon tendancieuse, comme par exemple ces messages publiés en pleine page sur un thème précis : ils comportent un bandeau concernant un produit du laboratoire et une interview d'un psychiatre universitaire connu ou d'un leader d'opinion rémunéré sur le budget promotion du produit ; la typographie minuscule, en bas de page, indique bien « communiqué des laboratoires X », mais ce n'est pas elle, évidemment, qui attire le regard, ce sont les lettres en gros caractères du titre principal ou du texte lui-même [1].

Les comptes rendus de colloques se rapprochent de la publicité rédactionnelle dans la mesure où la confusion est manifeste entre l'information scientifique et la communication, toutes deux ciblées sur des thèmes précis destinés aux prescripteurs. Certes, ce matériel promotionnel satisfait aux critères de la Commission de la publicité, mais il n'est pas certain qu'il soit reçu exclusivement comme tel par les lecteurs ni confondu avec une information scientifique indépendante. Toutes les manifestations organisées par l'industrie sont des plaidoyers *pro domo* et c'est légitime. Qu'il s'agisse des symposia de lancement d'un produit, ou des symposia de réactualisation de l'intérêt pour un produit, les comptes rendus sont réalisés sous forme de numéros spéciaux de revues en principe indépendantes. Or ces numéros sont achetés au journal pour que les textes soient conformes aux vœux des responsables promotionnels. Cette situation crée une confusion des genres et contribue à interdire toute possibilité d'esprit critique de la part des lecteurs.

La puissance du lobbying

Officiellement, la profession de *lobbyist* existe aux États-Unis dans l'industrie pharmaceutique; elle définit sa mission comme le recueil d'informations utiles à l'industrie et l'action sur les divers groupes de pression. En revanche, il n'y a pas, officiellement, de lobbyistes en France, bien que, dans les faits, la fonction existe, tant il est vrai qu'aucune industrie ne saurait s'en passer.

---

1. Certaines revues possèdent tout de même une rubrique individualisée qui permet au lecteur de savoir que l'information contenue sous des titres comme « L'actualité des laboratoires » ou « Nouvelles de l'industrie » ressortit à la seule responsabilité du laboratoire.

Influencer le discours des scientifiques ou des leaders d'opinion permet en effet de façonner les thèmes de communication ou les concepts qui seront plus tard utilisés en promotion. Le travail consiste à emprunter un concept qui a un sens dans le champ scientifique (le mécanisme d'action biochimique) et à le transférer dans le champ clinique où il prend un autre sens tout en conservant l'aura de la science. Par exemple, le thème de la sérotonine, emprunté à la neurobiologie expérimentale, devient, une fois transféré dans le champ de la clinique, un argument de prescription pour une certaine classe de médicaments. Le lobbying d'environnement consiste à induire par des techniques de communication sophistiquées, bien souvent à l'échelle mondiale, des représentations de la clinique, de la pathologie elle-même et de son contexte, ainsi que du traitement, qui soient les plus favorables possible à la prescription médicamenteuse. L'image du produit peut être ou non associée à ces représentations. Pour le moment, c'est le milieu médical qui est visé en priorité, mais le grand public, même en France, commence aussi à l'être.

DES MÉDECINS CIBLES

C'est probablement dans le domaine de la dépression, compte tenu du marché actuel et des marchés potentiels, que les lobbyistes ont déployé le plus d'efforts [1]. La chaîne des informations est contrôlée de l'amont à l'aval, c'est-à-dire de la création des critères de diagnostic jusqu'à l'information délivrée spécifiquement aux prescripteurs, en passant, comme on le verra, par le recours aux médias grand public dont le médecin est également lecteur. De cette façon, il est possible de construire des « bruits et rumeurs d'environnement » au sujet d'une pathologie. Par

---

1. Il n'existe pas grand-chose dans le domaine des schizophrénies, mais cette situation changera, on l'imagine, dès que de nouveaux neuroleptiques apparaîtront qui seront rebaptisés « antipsychotiques » pour l'occasion.

exemple, des notions fausses, mais qui inquiètent le médecin et visent à banaliser et à intensifier la prescription d'antidépresseurs sont régulièrement diffusées et entretenues : « 50 à 70 % des suicides sont dus à des dépressions non traitées. » « 50 % au minimum des déprimés ne sont pas traités par antidépresseurs. » « La "maladie dépressive" évolue inéluctablement vers des rechutes, des récidives et la chronicité en l'absence de traitements prolongés. » « La dysthymie [personnalité au tempérament triste] doit être traitée à vie, si possible par un inhibiteur de la recapture de la sérotonine. » Nous devons à un leader d'opinion, par ailleurs expert d'un groupe de travail sur les antidépresseurs, cette dernière assertion qui a été publiée dans *Paris-Match*... Fin 1995, la revue *Abstract Neuro & Psy* a publié une étude épidémiologique réalisée par un grand groupe international qui montrait clairement ses intentions. Dans cette étude, une phrase ressortait, imprimée en caractères gras : « Seulement 18 % des sujets souffrant de dépression majeure reçoivent des antidépresseurs. » Sans entrer dans les détails, l'image de la dépression qui est véhiculée de manière répétitive et exclusive auprès du corps médical peut se résumer ainsi : la dépression est une « vraie maladie » (ce qui implique le réflexe de la traiter exclusivement par des médicaments); un malade sur deux au moins n'est pas traité par antidépresseur; l'essentiel des suicides est dû à des déprimés non traités correctement.

Il s'agit aussi d'éliminer tout traitement qui ne relève pas de la seule prescription médicamenteuse. Ce peut être fait subtilement, comme dans cette annonce publiée par un laboratoire, en décembre 1994, dans *International Monitor*, une revue diffusée dans le monde entier auprès des leaders d'opinion et qui publie régulièrement des extraits de la littérature scientifique sur la dépression et l'anxiété : au-dessus du dessin d'un divan de psychanalyste, on peut lire ces deux phrases : « *Millions of people suffer from psychiatric disorders. We won't take it lying down.* » Tout est dans le jeu de mots [1] et dans l'allusion : le divan représente symboliquement les psychothérapies qui ne sauraient être un traitement pour les malades traités par les médicaments que fabrique le laboratoire.

Ce flot d'informations orientées qui inondent le monde médical ne rencontre aucun contre-discours. Les universitaires ou les leaders d'opinion pourraient les tenir, mais ils ne le font pas, car ils sont les relais de cette information par les relations quelquefois étroites que, pour la plupart, ils entretiennent avec l'industrie pharmaceutique. On ne voit pas non plus grâce à quelle tribune un contre-discours pourrait s'exprimer, les revues, les colloques, les congrès étant, comme on l'a vu, organisés ou sponsorisés par les laboratoires. Ainsi, des pans entiers d'informations ne parviennent pas jusqu'aux médecins français. En général, c'est la presse grand public qui s'en fait l'écho, mais son impact est vite étouffé dans le milieu médical par les prises de position des ténors habituels.

La diffusion mondiale des critères de diagnostic nord-américains en psychiatrie a largement favorisé le développement du lobbying d'environnement. Ces critères sont dus aux travaux de l'Association américaine de psychiatrie (APA), très largement financée par l'industrie pharmaceutique. Il s'agit du célèbre DSM, rejoint par le système de classification de l'OMS (ICD) qui gardait autrefois une certaine spécificité européenne, mais qui est aujourd'hui tout à fait aligné sur le DSM. Ce sont aujourd'hui les seuls critères d'évaluation du malade en psychiatrie. Seul importe désormais un répertoire de symptômes. On ne prend plus en compte ce qu'est le patient, ce qu'il exprime à titre individuel, ni le contexte de survenue de ses troubles.

Dans la pratique, cela équivaut à gommer toutes les différences, à uniformiser la vision du médecin et à sup-

---

1. « Des millions de gens souffrent de désordres psychiatriques. Nous ne les laisserons pas tomber. » Mais le verbe *to lie down* veut dire aussi « s'allonger »...

primer l'examen clinique approfondi. La décision de prescrire, conclusion obligatoire d'un diagnostic réalisé dans ces conditions, s'en trouve automatisée. Petit à petit, le DSM et l'ICD, qui étaient au départ des outils de recherche, sont devenus, sous la forte pression de l'industrie pharmaceutique, des conditionnements réflexes du médecin à un diagnostic sans nuance. Cette uniformisation, qui vise à l'universel, favorise évidemment les stratégies mondiales de développement. L'une d'elles vise à décliner sur ce même principe des profils de « malades répondeurs » à un type précis d'antidépresseur. Pour l'instant, les travaux n'ont pas abouti.

Pour les biens de consommation courants, on n'est pas encore arrivé à cette situation. Les chefs de produit savent qu'ils doivent tenir compte des particularités culturelles nationales pour vendre des yaourts ou des packs de bière. Dans le domaine du médicament, l'action n'est pas à mener sur le consommateur lui-même, mais sur le prescripteur, seul à même de décider d'un engagement d'achat. Mais la compétition est rude et la différenciation des produits entre eux n'est guère possible. Tous ont en effet, au sein d'une même classe, les mêmes effets thérapeutiques et ne diffèrent – légèrement – que par la nature de leurs effets indésirables.

On vend donc du mécanisme d'action (c'est le cas pour les IRS [1]), non une efficacité thérapeutique, car la vérité obligerait à dire que les antidépresseurs sont efficaces dans 70 % des cas tandis que le placebo l'est dans 30 à 40 % des cas au minimum. On revient au contexte que l'on a créé par la diffusion de classifications diagnostiques à valeur universelle. Ainsi, à un « épisode dépressif majeur » (autrement dit, une dépression caractérisée ou authentique) correspondent à présent des « antidépresseurs majeurs ». Les équations simplificatrices tiennent lieu de slogan publicitaire et conditionnent une prescrip-

---

1. Antidépresseurs inhibiteurs de la recapture de la sérotonine (IRS).

tion automatisée. Tristesse = dépression = sérotonine = IRS. On utilise un appareil pseudo-scientifique, des emprunts à la neurobiologie, et le discours académique est là pour servir de caution et rassurer le prescripteur. La dimension psychologique individuelle et subjective du patient est totalement exclue du champ de la science et du discours officiel sur la clinique puisqu'elle ne saurait être qu'un artefact générateur de perte de temps, déconcertant le médecin, et mettant possiblement en question l'automatisme de la prescription.

Les stratégies de développement et de promotion des médicaments sont aujourd'hui mondiales et globales. Les investissements en cause et les enjeux financiers sont beaucoup trop importants pour que soit tenu compte des différences nationales et, *a fortiori*, des différences individuelles des malades pour établir des stratégies thérapeutiques. Le montant d'une fusion récente donne une idée de cette échelle : le rachat de Wellcome par Glaxo en 1995 a atteint le montant de 14,3 billions de dollars[1] ! Il est d'ailleurs certain dans ce contexte que la concurrence entre laboratoires européens et laboratoires nord-américains ne s'établit plus à armes égales, vu les différences considérables de taille entre les groupes.

Il s'agit aussi, grâce au lobbying d'environnement, de confronter les leaders d'opinion français et, à un moindre degré, les prescripteurs, à ce qui se passe aux États-Unis, pays de référence d'où est parti ce façonnage de la psychiatrie. Emmener un groupe de médecins, dont la plupart ne parlent pas anglais, dans un congrès à New York, n'a pas d'autre but. Les campagnes de formation au « bon usage des médicaments », au « diagnostic de la dépression », etc., œuvrent dans le même sens. Il est tout aussi important de développer une « pensée unique » chez le prescripteur que d'occuper le terrain pour empêcher les autres approches cliniques et les

---

1. « Remaking an Industry », *Times*, 4 septembre 1995.

autres traitements. C'est ainsi que l'on s'emploie à éviter de faire ne serait-ce qu'allusion à la relation médecin-malade ou aux techniques psychothérapiques. Même les plus banales d'entre elles, comme les attitudes empathiques d'aide et de soutien, sont jugées trop compliquées, trop longues et trop chères. Le silence sur tout ce qui est « autre » que la pharmacologie, la neurobiologie et le médicament est assourdissant dans l'enseignement universitaire, la formation médicale continue, les colloques et la plupart des revues destinées aux spécialistes comme aux généralistes.

DES MEDIAS SOUS INFLUENCE

Le lobbying d'environnement destiné au grand public est une pratique courante aux États-Unis et dans certains autres pays. En France, il consiste à faire passer un certain nombre d'informations – le plus souvent sans nommer les produits puisque, théoriquement, la loi l'interdit – concernant « l'environnement d'une pathologie ». Cela permet de sensibiliser le grand public, qu'il s'agisse du malade, du malade potentiel ou de l'environnement familial. De cette manière, la pathologie pourra être évoquée avec le médecin en allant au-devant de sa propre investigation.

Le Code de la Sécurité sociale (article R 163-4 alinéa 2) permet un déremboursement si « les spécialités remboursées font l'objet d'une publicité auprès du grand public visant à accroître la consommation ». Face à des débordements récents, Elisabeth Hubert, alors ministre de la Santé, avait d'ailleurs saisi, en 1995, le président du CSA. Mais, dans ce domaine, la frontière est très floue entre la nécessaire information du grand public par des journalistes indépendants et l'injection subtile par des spécialistes du lobbying de thèmes intéressant l'industrie. Les journalistes ignorent en effet totalement quels sont les liens entre les leaders d'opinion qu'ils interviewent et l'industrie pharmaceutique. La moindre des choses serait pourtant d'annoncer ce lien avant toute prise de position publique.

On peut renforcer l'image de l'environnement d'une pathologie en affirmant sans nuance des chiffres non démontrés ou des notions non univoques. On peut aussi, par la suggestion, éduquer directement le public à se reconnaître dans les tableaux de malades et à apprendre des symptômes qui seront ensuite récités chez le médecin. On verra que cette technique est à la base du marketing direct. Cette possibilité offre également la perspective de diffuser des indications qui ne correspondent pas à celles que les pouvoirs publics ont agréées. C'est chose banale aux États-Unis, comme le rapporte un article paru dans le *Times* en 1995 qui signale que le patch à la nicotine, dont l'indication officielle est le sevrage tabagique, est également utilisé pour les colites ulcératives [1]. Les crèmes à la vitamine A ont comme indication l'acné, mais sont aussi employées pour soigner les rides dues au vieillissement et les taches cutanées dues aux surexpositions au soleil. Le Prozac®, dont les indications strictes sont la dépression et les troubles obsessifs-compulsifs, est également utilisé aux États-Unis en cas de boulimie, de syndrome prémenstruel, d'obésité, de trouble panique... Et que doit faire le médecin lorsqu'il apprend par la presse médicale, relayée par la presse grand public, qu'un essai thérapeutique (unique et financé par un laboratoire) a été intéressant pour une indication qui n'est pas encore approuvée par les pouvoirs publics ?

En revanche, l'indépendance des journalistes peut déboucher sur des critiques. Ce fut le cas récemment à propos de la Ritaline®. L'actualisation de la Ritaline® en France par une autorisation de mise sur le marché particulièrement bien contrôlée a donné lieu à une série d'articles dans la presse médicale destinée aux généralistes. Bien souvent, la présentation était plutôt favorable

---

1. « Double-Duty Drugs Approved Medications Are Widely Prescribed in the US for Unapproved Uses », *Times*, 25 septembre 1995, p. 44-45.

au produit et à des indications relativement larges. Un article, dans un grand journal médical, commençait ainsi en parlant d'un enfant : « Il est marginalisé au sein de sa famille, il est marginalisé à l'école, cela porte un nom : c'est une hyperactivité avec déficit de l'attention et cela comporte maintenant un traitement : la Ritaline®. » Dans la presse grand public, les journalistes ont été beaucoup plus critiques et un reportage télévisé, réalisé aux États-Unis et diffusé sur M6, a montré la mécanique qui permet de mettre sous Ritaline® et sur de longues périodes de temps une masse considérable de jeunes Américains.

Mais il ne fait pas bon être trop critique lorsque l'on est journaliste. Un terrorisme intellectuel s'exerce parfois sur ceux qui se permettent de poser la question d'une consommation exagérée de psychotropes. Récemment, une journaliste particulièrement pondérée, auteur d'articles mesurés dans un grand magazine féminin, s'est entendu dire par un professeur de psychiatrie : « Votre comportement est scandaleux. Vous diabolisez les psychotropes. Vous aurez des morts sur la conscience si, à cause de vous, des malades arrêtent brusquement leur traitement. » L'intérêt des malades est décidément bien protégé par le corps médical... Si des psychotropes sont assez dangereux (et c'est le cas) pour induire de tels risques, ne faut-il pas cesser d'en banaliser l'utilisation par les médecins généralistes ? L'arrêt brutal de benzodiazépines et, peut-être, d'antidépresseurs stimulants, peut entraîner un syndrome de sevrage après une longue période d'utilisation, souvent à distance de l'arrêt lorsque la demi-vie du produit est très longue. Cela aussi devrait être enseigné à l'université.

L'arrivée du marketing direct

Le marketing direct est la base de toute stratégie de vente pour des produits industriels. Aux États-Unis, c'est une pratique courante et les grandes firmes nord-américaines présentes en France, comme du reste leurs concurrents européens, sont parfaitement informées de ses techniques. Pour l'instant, s'agissant du médicament, la loi française rend théoriquement impossible le marketing direct, mais il n'est pas du tout exclu que des techniques dérivées se développent dans les années à venir.

Sous la plume de Jean-Baptiste Stehli, *Le Point* a publié, en 1995, un reportage sur le sujet. Je cite le début de l'article : « "Si vous avez le diabète type 1, comme Jean, vous savez peut-être que vous avez 40 % de risques d'avoir les reins endommagés", interpelle une pleine page de la taille d'une affiche dans le *Los Angeles Times*. Cette publicité vante les mérites de Capoten®, un médicament des laboratoires Bristol Myers Squibb. "Capoten® est le seul médicament qui réduit les dégâts aux reins causés par le diabète de type 1", affirme le visuel. En dehors de ces publicités dans des journaux grand public, les consommateurs peuvent appeler un numéro gratuit pour obtenir plus d'informations [1]. » Il s'agit de produits qui ne sont pas en vente libre et qui nécessitent une prescription médicale.

Les dépenses publicitaires de ce genre sont en progression libre, explique Jean-Baptiste Stehli : « La publicité pour médicaments disponibles uniquement sur ordonnance représentait cent cinquante-cinq millions de dollars en 1992, mais elle a été de deux cent quarante et un millions de dollars l'année dernière, un bond de 46,5 % en un an. » Des agences sont spécialisées dans ce type de publicité médicale. Les messages qu'elles concoctent ont pour but d'inquiéter le public dans l'espoir qu'il demandera une prescription médicale. Ainsi éduqués, les patients, ou plutôt les *consommateurs*, viennent se plaindre auprès de leur médecin des symptômes décrits dans les publicités.

Le marketing direct, au sens propre du terme, consiste à contacter les clients potentiels à leur domicile,

---

1. *Le Point*, 22 avril 1995.

mais la cible peut aussi être les associations de malades ou d'anciens malades, surtout si elles en sont au début de leur existence. Dans un premier temps, on utilise le biais d'études épidémiologiques ou d'enquêtes visant à vérifier le bon usage du médicament. Ces méthodes, qui ont l'inconvénient de coûter très cher, sont actuellement déve-loppées dans différents pays d'Europe, en particulier dans le domaine de la dépression. Aux États-Unis, l'American Medical Association (AMA) s'est émue de cette situation. Elle rapporte que ces publicités dirigées vers les patients entravent la pratique médicale : elles font perdre un temps précieux aux médecins qui doivent convaincre les patients que ceux-ci n'ont pas besoin des médicaments qu'ils réclament. Mais l'AMA convient également qu'un certain nombre de médecins, pour ne pas perdre de clients, finissent probablement par accepter la prescrip-tion demandée. Comme la pensée dominante qui définit à l'heure actuelle, en France, la clinique psychiatrique et le recours aux psychotropes nous vient des États-Unis, nous risquons bientôt de connaître, à moins de prendre les devants, des situations analogues à celles que décrivent les journaux nord-américains.

Ainsi, les critères diagnostiques du DSM tiennent compte des groupes de pression qui souhaitent introduire ou exclure certaines entités. En 1995, par exemple, l'industrie pharmaceutique a fait entrer dans le DSM-IV l'entité « syndrome prémenstruel » comme trouble psy-chiatrique après qu'une étude eut été publiée, qui rappor-tait des effets favorables à un antidépresseur inhibiteur de la sérotonine. Les féministes ont aussitôt réagi et se sont engagées à faire en sorte que cette entité disparaisse dans la prochaine édition. D'ici là, de nouveaux marchés se seront ouverts... Autre exemple : si le « gay power » a obtenu que l'homosexualité soit éliminée de la liste des troubles psychiques, les anciens combattants du Viêt-nam ont obtenu, eux, l'introduction du stress post-traumatique afin de voir prises en charge par les compagnies d'assurances les séquelles psychologiques de cette guerre. Toutes ces discussions ont lieu sur la place publique, ce qui permet au *Los Angeles Times Magazine* de critiquer la pertinence du DSM : « Le DSM est-il un travail purement scientifique ou juste une liste d'étiquettes dangereuses ? [1] »

Un autre exemple est celui du Prozac®. Aux États-Unis, la firme Eli-Lilly a assumé à visage découvert une vaste campagne médiatique qui se proposait de toucher 93 % des Américains adultes. D'un coût de trois à quatre millions de dollars, elle a donné lieu à de vives polémiques [2] ; pourtant, claire et de très grande envergure, ce n'était pas à proprement parler une campagne de presse puisque le laboratoire utilisait les services de l'Association nationale de santé mentale, une association à but non lucratif. La polémique avec la filiale française d'Eli-Lilly repose sur d'autres bases. La campagne de presse qui a sévi en France au cours de ces dernières années à propos du Prozac® a déclenché une polémique autour de la responsabilité du laboratoire dans ce déferlement médiatique [3]. En effet, une multitude d'articles et d'interventions sur tous les médias ont fait référence nommément au Prozac® en le présentant comme un « super-antidépresseur », tant et si bien que l'on a abouti à une banalisation du produit, dont le nom est connu de tous au point d'envahir les bandes dessinées. S'agit-il là d'une génération spontanée d'articles qui se maintient au fil des années ? La filiale française du laboratoire a-t-elle joué un rôle dans cette campagne alors qu'elle s'en défend avec la dernière énergie ? L'initiative vient-elle du siège américain *via* de grandes agences spécialisées ? Outré par les accusations dont il est l'objet, le laboratoire Lilly

---

1. *Los Angeles Times Magazine*, 5 juin 1994, p. 18-20.

2. Voir par exemple l'article de Elyse Tanouye, « Critics See Self-Interest in Lilly's Funding Of Ads Telling the Depressed to Get Help », *The Wall Street Journal*, 15 avril 1993.

3. Les autres pays d'Europe où le Prozac® était commercialisé ont connu de telles campagnes.

aurait, selon le magazine *Capital*, contacté une agence de communication pour inciter les médias à moins parler de son produit [1]. Mais laisser entendre que l'on peut faire taire la presse, n'est-ce pas aussi, *a contrario*, laisser penser que l'on peut la faire parler?

Quoi qu'il en soit, une chose est sûre : la loi interdit ce qui peut apparaître comme une publicité auprès du grand public pour un médicament. Un arrêt de la Cour de Cassation du 13 janvier 1971 précise ainsi : « Est considérée comme publicité commerciale toute information dans la presse grand public de nature à inciter à acheter un produit nommément désigné dont le journal vante l'efficacité alors qu'il est remboursé par la Sécurité sociale. » Au-delà des polémiques, la communication directe avec le consommateur se développe pourtant sous d'autres formes en France. A titre d'exemple, citons les campagnes de sensibilisation aux « grandes causes ». Aussi justifiée soit-elle d'un point de vue médical, la campagne télévisée sur la ménopause n'en est pas moins une incitation directe à prendre jusqu'à la fin de sa vie un traitement hormonal pour palier les inconvénients d'un phénomène physiologique...

Les laboratoires sur Internet

En France, le réseau Internet est, à l'heure actuelle, largement accessible au grand public et il comprend maintenant son complément CD-Rom. Il permet une nouvelle communication entre les médecins, les laboratoires pharmaceutiques et les patients. Internet page Web permet la diffusion d'articles scientifiques avant même leur publication dans des revues. Depuis peu de temps, un serveur (MEDCOST) existe en France.

Lorsque son utilisation sera suffisamment répandue

---

1. Jacques Henno, « Prozac communique... pour rester dans l'ombre », *Capital*, août 1995.

chez les médecins, nul doute que l'industrie pharmaceutique utilisera ce réseau pour communiquer avec eux. Déjà, les industriels comme Ciba, Lilly-France, Pfizer ou Searle possèdent leur site Web et, chaque mois, un nouveau laboratoire s'installe sur le réseau.

La communication pourra également se faire directement vers les consommateurs. Ceux-ci pourront à leur tour diffuser leur opinion sur les médicaments. C'est le cas actuellement avec des associations de malades ou d'anciens malades qui diffusent des mises en garde sur l'utilisation d'un certain nombre de psychotropes. Par exemple, le groupe Tranx qui, en Australie, représente les usagers de benzodiazépines, diffuse non seulement des informations sur Internet, mais aussi un petit livre en anglais qu'il envoie à la demande et qui contient des recommandations sur le bon usage des anxiolytiques et des hypnotiques [1]. Quand on sait que la source émettrice d'informations ne peut pas être identifiée à l'heure actuelle avec certitude, on ne peut s'empêcher de penser, et de craindre, que des manipulations de l'information dans des buts divers ne se développent.

Peut-on concilier objectifs industriels et éthique en santé publique ?

Quel que soit le produit considéré, tous les industriels sont animés par une même logique qui vise à accroître de manière indéfinie leur chiffre d'affaires et leurs profits. L'augmentation du volume des prescriptions – favorisée par le fait que le prix des médicaments, en France, n'est

---

1. D. I. Porritt, D. I. Russell, *The Accidental Addicts*, Pan Australia, MacMillan Publishers, 1994. Cet opuscule apporte au sujet dépendant qui a connu un syndrome de sevrage ou qui voudrait se sevrer des renseignements pratiques établis en collaboration avec le corps médical et ne disqualifiant pas les benzodiazépines.

pas l'un des plus élevés d'Europe – en est une des conséquences.

Cette logique industrielle ne coïncide pas toujours avec l'éthique en santé publique qui voudrait que le médicament ne soit administré qu'à de *vrais malades* – souffrant de réelles pathologies psychiques – et exclusivement pendant le temps nécessaire à la guérison.

Le développement de l'approche globale de la maladie permet, certes, à l'industriel de contrôler lui-même ce qui passait autrefois par des intermédiaires et conduit à créer une profession radicalement nouvelle où la rentabilité n'est plus exclusivement liée à l'augmentation des ventes; mais, dans ce contexte, la disparité de taille et de moyens financiers des laboratoires faussera forcément le jeu de la compétition commerciale. Pour demeurer compétitifs, ou même tout simplement pour survivre, il est possible qu'une surenchère se développe entre les laboratoires, ou qu'ils aient recours à des moyens qui ne sont pas toujours conformes à l'éthique en santé publique.

On connaît les chiffres d'affaires des géants de l'industrie pharmaceutique. On sait les investissements considérables que représentent les fusions réalisées au cours de ces dernières années. On imagine donc que les stratégies qui devront être mises en œuvre seront à la hauteur des enjeux financiers. Dans ces conditions, les retours attendus sur investissements sont obligatoires, sauf à créer de graves crises; on ne peut plus se permettre de courir le risque d'un retrait de médicament au bout d'un an d'exploitation, ou d'arrêter un développement qui serait sur le point d'aboutir.

Il n'existe actuellement aucune réflexion dans le milieu médical, et en particulier dans le milieu psychiatrique académique, sur l'éthique de la prescription de médicaments psychotropes. Face à l'abaissement de la limite entre le normal et le pathologique, qui ouvre de nouveaux marchés à la prescription, les leaders d'opinion restent muets, contribuant ainsi à accréditer la référence au modèle médical somatique comme seul modèle pour la psychiatrie. Ce faisant, ils acceptent la banalisation de l'utilisation des psychotropes, pour lesquels il n'existe nulle part de pharmacovigilance spécifique de leurs possibles effets psychiques indésirables.

Il est vrai que la médecine somatique a depuis longtemps ouvert la voie. Il est plus facile de prescrire un hypocholestérolémiant ou un antidiabétique que de proposer à un patient de suivre un régime alimentaire. Il est plus facile de prescrire un anxiolytique ou un antidépresseur à une personne désemparée que de lui proposer une série d'entretiens qui l'aideraient à dénouer ses difficultés existentielles. On peut en rapprocher le principe qui consiste, en médecine somatique, à abaisser les valeurs normales des paramètres biologiques conduisant à un traitement médicamenteux. Jamais la question éthique n'est abordée.

Tous les efforts promotionnels déployés par l'industrie pharmaceutique pour agir sur la prescription peuvent être résumés par l'adage : « Qui paie commande. »

Qui donc est payé par l'industrie pharmaceutique ? D'une manière directe ou indirecte, on peut citer certains leaders d'opinion, qu'ils appartiennent ou non au secteur académique (c'est-à-dire au secteur responsable de la formation) ; certains experts des commissions ; les revues médicales ; les colloques ; les congrès et leurs participants ; les investigateurs des essais thérapeutiques ; les sociétés prestataires de services ; les agences de communication et de publicité ; les responsables des études épidémiologiques ; les responsables des études médico-économiques.

Résultat, rares sont les supports de l'information destinée aux médecins où l'on peut trouver une opinion, une étude, une prise de position qui soit négative, ou simplement critique, à l'égard des concepts cliniques et thérapeutiques véhiculés par la promotion.

La précieuse neutralité se conquiert aussi en dehors

du cercle des leaders d'opinion. Être neutre, c'est se taire quand on n'est pas d'accord; c'est ne pas émettre une opinion contradictoire par rapport à celle qui prévaut; c'est ne rien évoquer de gênant pour le discours promotionnel; c'est accepter d'entendre ou de lire sans réagir des opinions que l'on ne partage pas en matière de concept diagnostique ou de stratégie thérapeutique. Cette neutralité est obtenue d'une certaine manière par la prise en charge des frais d'assistance à des congrès, ou par des subventions totalement vitales pour des activités valorisantes et qui s'éteindraient sinon : associations diverses, recherche, revues, etc.

Si la situation est complexe, les conséquences sont évidentes, en particulier lorsque l'on considère que les messages véhiculés par la promotion ne sont pas équilibrés par une information indépendante. Une plus grande transparence devrait donc prévaloir afin que le médecin prescripteur retrouve un esprit critique qui, faute de vraies données de comparaison, est à l'heure actuelle impossible.

Chapitre II

DE LA NON-INFORMATION
À LA PRESCRIPTION SYSTÉMATIQUE

Qui prescrit les médicaments psychotropes ? Par définition, c'est un docteur en médecine, qui va rédiger une
ordonnance pour un médicament ne pouvant être délivré
autrement par le pharmacien d'officine. Mais il est difficile d'en brosser un portrait plus précis, car les données
disponibles sont pour l'essentiel quantitatives. Elles distinguent le médecin généraliste, le psychiatre ou le neu-
ropsychiatre – c'est-à-dire essentiellement le neurologue
installé en ville qui reçoit une certaine tranche de clientèle
exprimant des affects anxieux ou dépressifs –, et les représentants d'autres spécialités qui utilisent de manière mar-
ginale les psychotropes, principalement des anxiolytiques
et des hypnotiques.

Quels que soient les classes de psychotropes considérées et les panels consultés, les informations fournies
directement par l'industrie pharmaceutique livrent des
résultats tout à fait concordants. Les spécialistes (en
majorité psychiatres et neuropsychiatres) représentent,
selon les sources, de 25 à 30 % des prescripteurs d'antidépresseurs et de 20 à 25 % des prescripteurs d'anxiolytiques et d'hypnotiques. Par conséquent, les médecins
généralistes représentent 70 à 75 % des prescripteurs

d'antidépresseurs et 75 à 80 % des prescripteurs d'anxiolytiques et d'hypnotiques. Les neuroleptiques sont prescrits globalement dans des proportions assez semblables [1].

Le médicament se prescrit donc par ordonnance. En une petite cinquantaine d'années, celle-ci est passée de la préparation artisanale issue de la prescription magistrale (« j'ordonne... ») à la fabrication industrielle d'un traitement standardisé et maintenant informatisé (approche globale de la maladie) pour une application de masse.

Toute une série de facteurs peuvent favoriser le recours au traitement médicamenteux pour apaiser le retentissement affectif et psychologique des difficultés de l'existence. D'authentiques études sociologiques évaluant par exemple la dimension culturelle de l'oralité chez les Français, si elles existaient, ne manqueraient sans doute pas d'intérêt [2], car le tissu culturel représente un terrain idéal pour une exploitation commerciale s'appuyant sur les techniques éprouvées de la vente qui, elles, sont issues de la culture anglo-saxonne. Certes, le large accès à un système de soins où le médicament est remboursé à 65 % joue un rôle par rapport à d'autres pays où les remboursements sont plus faibles ou absents. Mais il existe des exemples pour montrer que cette donnée n'est pas une valeur absolue. Ainsi, l'absence de remboursement des

---

1. Il serait évidemment intéressant de connaître dans le cas des neuroleptiques la proportion de généralistes et de spécialistes parmi les prescripteurs de benzamides, classe qui, aux posologies habituellement utilisées, ne présente pas les effets secondaires des formes les plus classiques de neuroleptiques.

Par ailleurs, il est déplorable de devoir constater l'absence d'informations sur les prescripteurs à l'hôpital, dans les institutions ou dans toute autre forme de structure de soins délivrant elle-même le médicament et excluant, de ce fait, le passage par l'officine. On exprimera le même regret en ce qui concerne la prescription de psychotropes chez l'enfant : les vraies données sur les raisons de la prescription sont inexistantes.

2. Cette oralité, qui se manifeste par le réflexe du bonbon donné à l'enfant qui s'est blessé pour arrêter ses pleurs et va jusqu'au raffinement traditionnel de la gastronomie de notre pays, est même inscrite dans la religion catholique puisque le prêtre communie en absorbant les deux espèces.

benzodiazépines en Belgique n'empêche pas ce pays, dans sa partie francophone, d'être après la France le plus gros consommateur de psychotropes.

Les représentations sociales véhiculées chez les médecins comme chez les consommateurs jouent aussi un rôle non négligeable. Quelques notions simples, régulièrement répétées, prévalent : le médicament, substance noble qui sauve et garantie la santé des Français, explique l'augmentation de la durée de vie, permet de maintenir la productivité du citoyen, et coûte moins cher que n'importe quelle intervention humaine nécessitant du temps ; le droit à la santé, et à la santé gratuite pour tous, est un droit imprescriptible ; l'industrie pharmaceutique de la France doit être forte et compétitive dans le seul but de financer une recherche innovante ; le fléau des temps modernes, c'est le stress générateur d'insomnie, d'anxiété et de dépression, toutes maladies que l'on peut guérir par des médicaments à prescrire sur une longue durée afin d'éviter les rechutes, les récidives et le passage à la chronicité ; ces maladies sont responsables d'un coût considérable pour la nation en termes d'arrêts de travail, d'hospitalisations, etc.

Provenant de sources diverses et souvent relayées par le corps médical, ces représentations sociales comportent bien entendu une part de vérité. Mais on ne parle jamais des douze mille morts par an (autant que le suicide, un peu moins que les accidents de la route) par infections nosocomiales. Philippe Douste-Blazy, alors ministre de la Santé, avait fait en 1994 de la lutte contre ces douze mille morts une priorité de santé publique. On ne parle pas non plus des guerres commerciales dont le médicament est un enjeu. Citons celle, bien connue et rapportée par le laboratoire Lilly-France, qui oppose l'Église de Scientologie au Prozac®, ou celle, moins connue, des fabricants d'hypocholestérolémiants contre le lobby des produits laitiers.

En bref, on ne pose jamais les vraies questions : Quels

sont les médicaments qui sauvent ? Lesquels sont réellement indispensables ? Qu'est-ce que le confort et la qualité de vie en matière de santé ? Sans vouloir porter préjudice à une classe thérapeutique, le veinotrope prescrit chez la mère de famille Rmiste de Sarcelles va-t-il réellement augmenter sa qualité de vie ? Faut-il, lorsque l'usager paye en réalité lui-même ses médicaments par ses cotisations sociales, autoriser les *me-too-products* [1], ou bien, au contraire, favoriser les produits génériques les moins chers possible ? Sur quelles bases définit-on l'augmentation du service médical rendu [2] ? Pourquoi ne tient-on jamais compte de l'absence de progrès en termes d'efficacité lorsque sort un nouveau médicament psychotrope par rapport au précédent produit de la classe ? Est-il justifié, par exemple, de rembourser régulièrement de « nouveaux » antidépresseurs, dont aucun n'apporte un gain thérapeutique par rapport à ceux qui existent depuis les années soixante, sous prétexte que les malades se plaignent moins de leurs effets secondaires ?

Des chiffres récents situent les rapports de force entre les laboratoires pharmaceutiques dans le monde. En décembre 1995, *Med Ad News* a publié le classement des cent médicaments les plus vendus dans le monde. Un seul médicament français figure dans cette liste, le Lovenox®, héparine de basse masse moléculaire, commercialisé par une filiale de Rhône-Poulenc-Rorer. Sur ces cent médicaments, les États-Unis en possèdent cinquante-cinq, la Grande-Bretagne vingt et un, la Suisse quatorze, l'Allemagne huit. La France, avec son seul produit, est à égalité avec la Suède... Le marché pharmaceutique français, le troisième ou le quatrième du monde selon les classes thérapeutiques considérées, serait-il devenu simplement un grand espace marketing pour les firmes étrangères ?

---

1. Produits identiques aux précédents à un détail près.
2. Voir *supra*, chapitre III.

Du sort réservé aux troubles psychiques
dans les facultés de médecine

La formation du médecin généraliste, avant l'arrivée souvent difficile de ce dernier sur le marché du travail, est de la responsabilité des facultés de médecine. Or, bien que, semble-t-il, 30 % environ de la clientèle qu'il devra examiner en pratique de ville présente des difficultés psychologiques ou des troubles psychiques, force est de constater que le médecin n'aura reçu aucune formation décente théorique et pratique pour les aborder.

Au terme de ses études, le futur médecin généraliste n'aura suivi, selon les facultés, que vingt-deux à trente heures d'enseignement en psychologie médicale, dont quelques heures seulement auront été consacrées – phénomène tout à fait récent – à la déontologie et à l'éthique. L'initiation à la clinique psychiatrique, quant à elle, qui inclut les aspects de la pédopsychiatrie et un rappel des techniques médicamenteuses évoquées dans l'enseignement en pharmacologie, sera menée en cinquante heures maximum. Or, à ce stade, l'étudiant n'a aucune responsabilité clinique et thérapeutique réelle et occupe l'essentiel de son temps à préparer l'internat. Les stages en psychiatrie, de l'ordre de quelques mois pendant le cursus des études, ne concerneront, compte tenu de la capacité d'accueil et de la diversité des stages, qu'un nombre très réduit d'étudiants.

Sans vouloir caricaturer, on peut donc dire que, dans leur grande majorité, les médecins généralistes formés par les facultés de médecine n'auront jamais été confrontés directement à un malade anxieux ou à un vrai déprimé, pour ne prendre que deux exemples qui peuvent non seulement être multipliés dans le champ de la psychopathologie, mais aussi s'appliquer à d'autres disciplines médicales comme l'oto-rhino-laryngologie, l'ophtalmologie, la dermatologie, etc.

Les situations peuvent différer d'un centre hospitalier universitaire à l'autre, car la disparité des méthodes pédagogiques et de l'encadrement est également une caractéristique de l'enseignement de la médecine en France. Le stage interné, obligatoire pour les futurs médecins généralistes, ne peut évidemment concerner la totalité des disciplines et des pathologies que ceux-ci auront à rencontrer dans l'exercice réel de leur profession et la psychiatrie est peu représentée. De surcroît, c'est une psychiatrie hospitalière, qui ne constitue pas la meilleure initiation à ce que sera la réalité du travail du médecin généraliste. Toutes les spécialités médicales pourraient sans doute tenir le même discours. Cependant, si les chiffres avancés sont réels et correspondent bien à 30 % de consultants présentant des difficultés psychologiques ou psychopathologiques, une formation approfondie serait nécessaire au cours du cursus des études médicales.

Le spécialiste en psychiatrie est-il mieux formé ? Jusqu'en 1968, en France, la psychiatrie était enseignée par des professeurs de neurologie qui étaient « neuropsychiatres ». La séparation de l'enseignement de la neurologie et de la psychiatrie s'est effectuée après 1968. La réforme a donné lieu au certificat d'études spéciales en psychiatrie (CES), devenu aujourd'hui le diplôme d'études spécialisées en psychiatrie (DES). L'étudiant accomplit quatre années de fonction d'interne en services spécialisés en psychiatrie, qu'il s'agisse de services universitaires ou, plus rarement, de services non universitaires. L'enseignement théorique, selon le vœu des étudiants et des enseignants, est réduit au minimum. La coordination de l'enseignement s'effectue à un niveau régional, un coordinateur régional supervisant le fonctionnement de plusieurs facultés de médecine. L'étudiant doit valider un certain nombre de « séminaires » dont le contenu, les modalités d'assistance, l'existence (ou la non-existence) d'un contrôle des connaissances sont laissés aux seules initiatives régionales et locales. Au terme de ses quatre années d'internat, tout étudiant doit présenter au niveau régional et devant un jury constitué de tous les enseignants de la région (plusieurs centres hospitaliers universitaires) un mémoire écrit sur un sujet de psychiatrie. On considère que la formation se fait par la pratique et par compagnonnage avec des cadres plus âgés qui travaillent dans des services hospitaliers où les internes accomplissent des stages par semestre.

Il n'existe donc aucun programme national obligatoire, aucune homogénéité d'enseignement, puisque le contenu de celui-ci dépend avant tout des compétences des enseignants. Par exemple, on chercherait en vain une formation systématisée à l'échelle nationale en ce qui concerne l'initiation à la relation duelle, à la psychothérapie interindividuelle, à la supervision de prises en charge psychothérapiques. Toutes les formations spécifiques et complémentaires ne dépendent que du courage et de la motivation de l'étudiant en psychiatrie qui est obligé d'aller chercher cette formation en dehors du cadre universitaire. Si les visiteurs médicaux, extrêmement présents dans les services hospitaliers, assurent souvent la formation du futur psychiatre à la prescription, complément de ce que le compagnonnage et certains séminaires spécifiques peuvent apporter, rien ne garantit que le futur psychiatre aura eu une authentique expérience contrôlée de prise en charge psychothérapique avant le moment où il s'installera.

Que savons-nous des besoins de la population ?

Dans l'absolu, la prescription de psychotropes devrait correspondre exclusivement aux besoins sanitaires de la population. Mais pour en être sûr, il faudrait avoir accès à deux types d'informations : d'une part, l'évaluation quantitative des pathologies psychiatriques nécessitant un traitement par psychotropes ; d'autre part, l'évaluation de l'adéquation entre la prescription d'un médicament psychotrope et la pertinence d'un diagnostic.

Soyons honnête, il n'existe pas en France d'étude épidémiologique faite dans des conditions satisfaisantes et sur une très grande échelle. Nous ne disposons que d'études ponctuelles, reposant sur des échantillons ciblés de population, donc non extrapolables à l'ensemble du territoire national. On peut adresser au moins trois critiques aux études épidémiologiques utilisées en France. Tout d'abord, le choix des critères diagnostiques dépend en règle générale du DSM, un système de classification nosologique nord-américain qui représente à la fois un choix et un compromis parmi d'autres possibilités. Ce système de critères diagnostiques ne tient compte ni de la dimension culturelle, ni de la dimension sociale, ni de la dimension contextuelle, ni de la dimension psychologique individuelles. Or tous ces éléments jouent sur l'expression des troubles psychiques. La prise en compte exclusive des symptômes biaise donc l'interprétation des résultats.

La deuxième critique tient à la large diffusion d'études suscitées et financées exclusivement par l'industrie pharmaceutique. Certes, ces études sont cautionnées par des universitaires en psychiatrie ou des leaders d'opinion. Mais leur finalité et leur présentation au monde médical en font très clairement des outils promotionnels.

Enfin, on fait à partir d'études épidémiologiques nord-américaines une extrapolation à la France. Dans un domaine si peu objectif et quantifiable que celui des troubles psychiques, l'extrapolation d'une culture à une autre n'a pas la même valeur que dans le cas de pathologies somatiques, organiques, qui obéissent à des critères objectifs de diagnostics.

Si l'on en vient maintenant au second type d'informations – l'adéquation entre la prescription d'un psychotrope et la pertinence du diagnostic justifiant sa prescription –, il faut constater l'absence totale de données. Certes, il existe des travaux ponctuels, en particulier ceux que les médecins des caisses d'assurance maladie ont initiés. Ainsi, une étude menée à Haguenau, dans le cadre de la CNAMTS, a montré que dans 40 % des cas la prescription d'un anxiolytique n'impliquait même pas un diagnostic. Toutefois, les Caisses n'ont actuellement ni les moyens humains ni les moyens logistiques de réaliser de telles études dont les résultats seraient pourtant fort importants. Des laboratoires pharmaceutiques ont, de leur côté, initié des études, dont certaines étaient de vaste envergure, afin de justifier notamment l'utilisation d'antidépresseurs. Ce n'est pas ici le lieu d'évoquer et d'analyser de manière critique et détaillée ces études, mais celles qui ont été portées à ma connaissance souffrent de nombreux biais qui rendent leur interprétation discutable ou très aléatoire.

Le temps de la consultation

CHEZ LE PSYCHIATRE

On ne dispose pas de travaux portant sur le contexte de la consultation chez le psychiatre libéral, mais on peut tout de même supposer qu'elle obéit à une certaine variété. Certains psychiatres, parce qu'ils ont suivi une formation spécifique, sont exclusivement psychothérapeutes ou psychanalystes. Dans ce cas, ils ne prescrivent pas de médicaments. A l'opposé, des spécialistes ayant particulièrement investi la prescription médicamenteuse font de celle-ci l'outil principal de leur pratique, l'accompagnant d'une relation psychologique et de « soutien » d'une durée limitée. Entre ces deux extrêmes, il est des psychiatres qui sont à la fois prescripteurs et psychothérapeutes.

La durée du temps passé avec le patient dépend en général du type d'exercice. D'après une enquête informelle, les spécialistes de secteur I (ne dépassant pas le tarif conventionnel) consacrent en moyenne vingt minutes à chaque patient. Les psychiatres de secteur II, pratiquant donc des honoraires libres, devraient en principe pouvoir consacrer plus de temps à leurs patients, mais il n'existe pas de données à ce sujet. Il en va de même des spécialistes qui pratiquent des techniques particulières (thérapies cognitivo-comportementales, hypnose, relaxation, psychothérapies diverses), à propos desquels on cherchera en vain des informations sur leurs modalités d'exercice et la place occupée par la prescription médicamenteuse dans leur pratique.

CHEZ LE MÉDECIN GÉNÉRALISTE

Les médecins généralistes, on l'a vu, représentent l'essentiel des prescripteurs de médicaments psychotropes. On peut imaginer qu'une frange de patients non négligeable est prise aussi bien en charge par le généraliste que par le psychiatre. *A priori*, les formes sévères de troubles psychiatriques seront plutôt prises en charge par le spécialiste ; en revanche, les troubles anxieux mineurs, épisodiques, ainsi que les fléchissements passagers de l'humeur seront plutôt l'apanage du médecin généraliste. Il existe toutefois une certaine forme de concurrence entre spécialiste et généraliste, des patients adressés au premier ne revenant plus voir le second. Beaucoup de patients consultent plus facilement le médecin généraliste parce qu'ils ont peur du psychiatre et de l'étiquette que sa consultation implique pour eux, d'autant que la prescription de médicaments psychotropes est favorisée chez le généraliste par l'apparition de produits (antidépresseurs récents) dont les effets secondaires somatiques sont moins marqués que ceux des médicaments dits de première génération.

Le prix très bas de la consultation du médecin généraliste ne permet matériellement pas une consultation de longue durée. Selon les estimations, elle se situerait entre huit et quinze minutes par patient, c'est-à-dire autant, sinon un peu plus, que la durée moyenne d'une consultation en Grande-Bretagne ou en Espagne. Cela reste insuffisant pour établir un véritable diagnostic psychiatrique, une authentique prise en charge psychothérapique, ou une évaluation approfondie des effets des psychotropes au cours du suivi du malade [1].

COMMENT PRESCRIT-ON ?

Je ne reviendrai pas sur l'absence totale de données sur la qualité de la prescription – raisons exactes, motivation et nature des changements, des substitutions, des arrêts. Comme on l'a vu, seules des informations quantitatives sont disponibles. On sait ainsi que le nombre moyen de médicaments sur ordonnance en France est de 3,7 et qu'il passe à 5,3 s'il existe au moins un psychotrope. Toutefois, même si l'on a une idée des posologies moyennes par médicament, des informations exhaustives manquent, au niveau purement quantitatif, sur l'ordonnance du généraliste et sur celle du spécialiste. Il n'existe pas non plus d'études d'envergure au plan national sur la fréquence des notifications aux autorités responsables de la pharmacovigilance selon les caractéristiques de l'exercice du médecin.

QUI CONSULTE-T-ON ?

Apparemment, la consultation du médecin généraliste semble plus anodine que celle du psychiatre. Des différences sociales et culturelles jouent peut-être en ce qui concerne la consultation du psychiatre en première intention par le malade. Le patient adressé au spécialiste par le généraliste ou son suivi par le généraliste à la demande du spécialiste sont des procédures qui n'ont pas donné lieu à des publications concernant une évaluation au plan national. L'éventualité récemment soulevée par les pouvoirs publics du passage obligatoire chez le médecin généraliste

---

1. En 1990, le rapport Legrain avait déjà souligné ce point et suggéré l'intérêt d'une « consultation longue » à un tarif approprié.

avant de pouvoir consulter un spécialiste a provoqué des remous au sein des syndicats de psychiatres. Les arguments développés ont été exprimés dans une lettre adressée à Jacques Barrot par le syndicat des psychiatres français le 27 novembre 1995. « Il est clair, dit cette lettre, que l'obligation de consulter en premier lieu un médecin généraliste, même si ce n'est d'abord que par le biais d'une incitation financière, empêchera nombre de patients de se soigner. Comme vous le savez, pour beaucoup, l'aveu d'un trouble mental ou même d'un syndrome anxieux ou dépressif est difficile à faire en raison de sentiments de honte et de culpabilité inévitables. » Ces arguments laissent entendre que les patients consulteraient donc plus facilement un psychiatre qu'un généraliste. Mais le même syndicat développe depuis des années un discours contradictoire en affirmant que les malades n'osent pas consulter directement un psychiatre, compte tenu de l'image péjorative des troubles psychiatriques dans notre société...

POURQUOI CONSULTE-T-ON ?

Quelles sont les raisons qui amènent un patient à consulter, entraînant une prescription de médicaments psychotropes ?

On peut arriver chez le généraliste, éventuellement chez le spécialiste, avec un diagnostic tout fait. Les mots « anxiété » et « dépression » font partie du vocabulaire de tous les jours. Dire « je suis anxieux » ou « je suis déprimé » à un médecin peut conduire celui-ci à accepter ou à réfuter ce diagnostic. On peut venir consulter pour des symptômes. Là encore, les mêmes mots reviennent, qu'il s'agisse de symptômes pathologiques ou de sentiments éprouvés par le consultant. C'est au médecin de placer, avec le plus de pertinence possible, la ligne de démarcation entre le normal et le pathologique. C'est aussi au patient de s'exprimer à ce propos. La prescription de psychotropes peut également s'effectuer chez un patient exprimant des problèmes d'adaptation aux conditions difficiles de son existence. Mais il est clair que la ligne de démarcation entre le traitement qui améliorera apparemment le confort d'un sujet et le traitement que justifie un trouble invalidant n'est pas facile à délimiter.

Un corps médical mésinformé

J'ai montré au chapitre précédent que toutes les sources d'informations sur la prescription et son environnement étaient contrôlées par l'industrie pharmaceutique et soumises à un but promotionnel. Je soulignerai donc ici certains aspects particuliers ayant trait soit aux caractéristiques techniques de la prescription, soit aux dérives des indications, soit à une présentation particulière du bon usage du médicament.

Les caractéristiques techniques de l'usage des médicaments psychotropes sont en principe fixées par les fiches signalétiques du Vidal qui sont issues de l'autorisation de mise sur le marché (AMM). Mais les mentions légales n'encadrent pas totalement la prescription. Pour augmenter le marché d'un médicament, il existe en théorie trois possibilités : augmenter les posologies utiles (c'est le dérapage posologique) ; augmenter les indications ; augmenter la durée de traitement.

L'autorisation de mise sur le marché est stricte sur le premier point, et l'exigence de la définition d'une dose minimale active et des essais en posologie comparative rend quasiment impossibles les excès qui ont été connus il y a une vingtaine d'années. Les indications sont également strictement définies au moment de l'enregistrement. Mais on sait que dans le domaine des psychotropes, notamment, les débordements d'indications sont particulièrement aisés. En matière d'anxiété et de dépression, la limite entre le normal et le pathologique peut se situer là où on désire qu'elle soit. Il existe même, pour certains médicaments, des indications hors AMM basées sur le bouche à oreille ou sur des travaux isolés, y compris dans d'excellentes revues médicales.

Quand on est contraint sur l'augmentation des posologies et sur le champ des indications, il ne reste plus qu'une troisième voie pour augmenter le volume des prescriptions, c'est d'étendre le plus longtemps possible et idéalement à vie la durée de la prescription. On fidélise ainsi une clientèle, surtout lorsque les propriétés pharmacologiques du médicament s'y prêtent. Si l'on a fixé une limite à la durée de prescription des benzodiazépines anxiolytiques et hypnotiques sur une seule ordonnance, il n'existe en revanche aucune contrainte quant au renouvellement de cette ordonnance [1]. En matière de neuroleptiques, il n'existait aucune recommandation jusqu'en 1994, où s'est tenue en France une conférence de consensus qui a clarifié une situation reposant sur des bases purement empiriques. En ce qui concerne les antidépresseurs, des sources diverses exercent une forte pression pour que les traitements soient les plus longs possible. Dans certains cas, ils sont même préconisés à vie. L'individualisation des rechutes, des récidives et de la chronicité en matière de dépression fournit un argument à ces prescriptions de longue durée. Cependant, personne ne s'est jamais demandé si les nouvelles modalités de prescription des antidépresseurs ne créaient pas elles-mêmes ces rechutes, ces récidives et cette chronicité. Prescrire exclusivement des médicaments sur des symptômes, sans aborder la réalité psychologique de ceux-ci pour le sujet qui les exprime ni prendre en compte le contexte dans lequel ils surviennent, peut favoriser, après une disparition momentanée des symptômes, leur réapparition – que l'on appellera rechute ou récidive.

Une telle hypothèse mériterait au moins d'être testée de manière objective et indépendante. En outre, les carac-

---

1. On verra dans la deuxième partie de ce livre ce que représentent quantitativement les consommateurs réguliers de benzodiazépines.

téristiques pharmacologiques mêmes des molécules utilisées sur le système nerveux central, dont la plasticité est la caractéristique première, ne permettent guère d'imaginer que la saturation de récepteurs cérébraux par une molécule puisse s'accommoder d'un état immuable dans le temps.

C'est avec la nomifensine (Alival®), antidépresseur retiré du commerce, qu'un consultant de la firme fabriquant l'Alival® a lancé pour la première fois l'idée d'un traitement préventif des rechutes. Cette initiative a suscité un très fort engouement et, si l'on en croit une étude réalisée par la Sofres pour le laboratoire Lilly-France en 1995, plus de 50 % des patients sous antidépresseurs le seraient depuis un an ou plus. Cependant, à supposer que les traitements antidépresseurs préventifs des rechutes et des récidives aient un sens, il n'y a jamais eu de comparaison entre l'efficacité et les inconvénients des traitements continus et l'efficacité et les inconvénients de traitements séquentiels à durée limitée dans le temps. Le médecin prescripteur ne dispose donc à ce sujet que d'informations allant toutes dans le même sens : celui de la prescription.

Au chapitre des dérives d'indications, on notera les fortes différences qui existent entre la France et les États-Unis. En France, cette question n'est même pas abordée, alors qu'elle donne lieu aux États-Unis à des débats contradictoires dans les plus importantes revues médicales. Ces débats sont d'ailleurs suscités par les autorités réglementaires elles-mêmes. Dans un article paru en 1994 dans le *New England Journal of Medecine*, la Food and Drug Administration (FDA) attire ainsi l'attention des prescripteurs sur le fait que, parmi les cent vingt-sept nouveaux médicaments enregistrés entre 1989 et 1993, seule une minorité d'entre eux offre un avantage clinique clair sur les traitements déjà existants [1]. L'article explique

---

1. « Therapeutic-Class Wars : Drug Promotion in a Competitive Market Place », *New England Journal of Medicine*, 17 novembre 1994, p. 1350-1353.

comment les entreprises pharmaceutiques sont engagées dans de terribles campagnes pour amener le prescripteur à changer ses habitudes face à des produits qui sont « virtuellement indistinguables les uns des autres ». Entre autres exemples, la FDA prend celui des antidépresseurs inhibiteurs sélectifs de la sérotonine. Les auteurs précisent que « la victoire dans ces guerres des classes thérapeutiques peut signifier des millions de dollars pour un laboratoire pharmaceutique. Mais, pour les malades et les assurances, cela peut signifier des promotions trompeuses, des conflits d'intérêts, une augmentation des coûts de la santé et, finalement, des prescriptions inappropriées ». Sont ainsi dénoncés toute une série de comportements ou d'affirmations fausses et trompeuses qui peuvent perturber le bon usage du médicament. Cet article a eu un grand impact et a donné lieu à une série de « lettres à l'éditeur » qui ont été publiées quelques mois plus tard dans la même revue [1].

Les prescripteurs disposent donc aux États-Unis d'un discours contradictoire et d'informations critiques par rapport à une information médicale totalement orientée sur la promotion. Un article publié en 1995 dans une revue de grande diffusion signalait ainsi que 11 % des informations thérapeutiques fournies par les visiteurs médicaux de l'industrie pharmaceutique étaient fausses, qu'elles allaient toutes dans un sens favorable aux médicaments promus et que le médecin avait été en général incapable de reconnaître l'inexactitude de ces informations [2]... De telles mises en garde, surtout si elles émanent des autorités de tutelle, sont à l'heure actuelle impensables dans la presse médicale française.

On a également tenté, dans la plus grande confusion, de développer des recommandations sur le « bon usage du médicament ». Certaines informations, comme par

---

1. *New England Journal of Medicine*, 13 avril 1995, p. 1031-1033.
2. *Journal of the Medical American Association (JAMA)*, 26 avril 1995, volume 273, n° 16, p. 1296-1298.

exemple les fiches de transparence, viennent des pouvoirs publics, mais leur diffusion reste confidentielle. En revanche, sous le nom de « bon usage du médicament », l'industrie pharmaceutique diffuse avec des moyens importants des informations à contenu variable, mais dont l'objectif promotionnel n'est jamais exclu. C'est dans cette perspective que des leaders d'opinion, s'autorisant de leur statut officiel dans le secteur public ou dans le secteur libéral sans que leur collaboration régulière et importante avec l'industrie pharmaceutique soit jamais mentionnée, prennent position sur le bon usage du médicament. Mais lorsqu'ils affirment, par exemple, que les déprimés récidivent dans 70 % des cas au cours des cinq ans qui suivent leur épisode initial et que, de ce fait, pour éviter les rechutes et les récidives, il faut les traiter pendant cinq ans, comment le prescripteur de base peut-il faire la part des choses ?

L'importance de ce type d'influence croît sans cesse aujourd'hui. Il y a douze ans, *La Lettre médicale* pouvait consacrer un numéro au thème : « Les nouveaux anti-dépresseurs : quels progrès ? » Il s'agissait d'une information documentée, comparative, dont les conclusions concouraient à l'évidence au bon usage du médicament. En voici un extrait : « Les nouveaux antidépresseurs ne sont, pour l'essentiel, que des antidépresseurs récents. Aucun d'entre eux ne peut revendiquer un pourcentage de bons résultats supérieur à celui de l'imipramine. Les non-IMAO, non-imipraminiques se démarquent par l'absence d'effet cardio-vasculaire et anticholinergique, ce qui facilite leur maniement, en particulier chez le sujet âgé, et réduit le risque lié à une absorption massive. Ce progrès ne constitue pas une raison pour élargir abusivement leurs indications thérapeutiques : leur usage ne peut être envisagé que lorsque le diagnostic de dépression est suffi-samment étayé. La liste des effets indésirables des nou-veaux produits, dont certains sont de commercialisation très récente, n'est certainement pas close. [...] La plus grande vigilance reste de rigueur. Aucun des anti-dépresseurs existants ne s'adresse spécifiquement à un sous-groupe de patients déterminés. Le choix du produit se fonde essentiellement sur la réponse à un éventuel traitement antérieur et sur le profil des effets indésirables. Une posologie adaptée, une durée de traitement suffisante et l'établissement d'une relation thérapeutique confiante restent des éléments indispensables à la réussite d'un traitement antidépresseur, quel que soit le produit utilisé [1]. » Un tel document est impensable aujourd'hui.

Le langage des leaders d'opinion qui ont été interviewés dans *Le Figaro* en 1995, après les Entretiens de Bichat, est tout autre. L'un d'entre eux part même en guerre contre l'idée que l'on consomme trop de psychotropes : « Aujourd'hui, il est politiquement correct et économiquement correct de dénoncer un tel abus, mais l'épidémiologie montre clairement en France, aussi bien dans les autres pays, qu'un tiers de la population est handicapé par un trouble mental qui pourrrait être guéri ou allégé par un traitement approprié. La souffrance psychique existe et les médicaments sont la solution la moins coûteuse et la plus simple pour y remédier. » Ce spécialiste disqualifie également les psychothérapies et tous les traitements non pharmacologiques : « Il serait temps que le Ministère fasse preuve de la même rigueur que pour les psychotropes qui doivent faire l'objet de longues et coûteuses études avant d'être autorisés à être mis sur le marché [2]. »

---

1. *La Lettre médicale*, n° 90, novembre 1984.
2. Catherine Petitnicolas, « Le mauvais usage des tranquillisants », *Le Figaro*, 3 octobre 1995.

La formation médicale continue remplit-elle son rôle ?

Comme il n'était pas admissible que le futur médecin, qui n'est, comme on l'a vu, absolument pas préparé à la réalité concrète de son activité, garde pour seul bagage jusqu'à sa retraite le contenu de son enseignement universitaire – la nécessité de maintenir à jour ses connaissances est d'ailleurs inscrite dans le Code de déontologie –, on a vu se multiplier au cours de ces dernières années, sous le nom de formation médicale continue (FMC), des initiatives diverses et totalement confuses. A tel point que l'Inspection générale des affaires sociales (IGAS) a récemment consacré un rapport à la FMC dont le contenu a été suffisamment repris dans la presse médicale et grand public pour qu'il soit besoin d'y revenir[1]. Citons seulement, à titre d'exemple, cette phrase extraite du rapport qui résume bien la situation : « Le dispositif de la formation médicale continue est complexe et incohérent tant dans son organisation, sa procédure de choix des actions que dans son financement. »

La formation médicale continue *stricto sensu* était bien malade et il est peu probable que sa forme ancienne ait pu contribuer valablement à rendre les médecins rigoureux dans la prescription des médicaments psychotropes. En attendant la FMC « nouvelle formule » qui, sans nul doute, donnera satisfaction à tout le monde, trois questions doivent être posées : Qui va décider du contenu des séances de formation ? Qui va intervenir dans le cadre de ces séances ? Qui va évaluer et selon quelles modalités ?

La FMC doit au moins demeurer une source de for-

---

1. Voir par exemple *Le Concours médical* des 8 et 22 avril 1995 ; *Le Quotidien du médecin* du 12 avril 1995 ; ou *L'Express* du 13 avril 1995 qui informait le grand public : « [...] honoraires surévalués, agapes ruineuses : les cent vingt millions annuels destinés à la formation continue des médecins sont parfois curieusement utilisés ».

mation totalement indépendante de la promotion pharmaceutique. Pour cela, il faut que ceux qui décident des programmes, ceux qui interviennent dans les sessions et ceux qui évaluent puissent être eux-mêmes totalement indépendants, directement ou indirectement, des intérêts de l'industrie pharmaceutique. La transparence à ce niveau doit être totale sous peine de biaiser une fois de plus la seule source d'information indépendante concernant la prescription et les stratégies thérapeutiques.

La formation médicale continue peut aussi prendre la forme moins officielle de colloques satellites au cours de congrès nationaux ou internationaux. La relation de ces colloques satellites se fait dans la presse médicale, avec ou sans signature, et les leaders d'opinion impliqués par l'industrie dans les travaux qu'elle finance apparaissent alors comme indépendants de tout lien. Pourtant, ces textes sont souvent tendancieux, comme en témoignent ceux qui concernent une vaste campagne européenne sur la dépression organisée par un groupe qui a lancé en France, il y a un an, un nouvel antidépresseur de type IRS. Ces textes sont des incitations à la prescription, bien qu'aucun nom de produit n'apparaisse, la promotion portant globalement sur la classe des sérotoninergiques. Par ailleurs, il n'est mentionné nulle part que certains des intervenants renommés sont en réalité des prestataires de services pour l'industrie pharmaceutique.

Pour une sociologie des médicaments psychotropes

Il semble qu'en France on se préoccupe peu de connaître la nature des pathologies dont sont porteurs les consommateurs de psychotropes. Le raisonnement suivi part en effet de la prescription et suppose un diagnostic exact de la part du prescripteur. En gros, si le malade a reçu un antidépresseur, c'est qu'il était déprimé et que le médecin a fait correctement le diagnostic de dépression...

Certes, l'épidémiologie apporte quelques lueurs sur la prévalence des pathologies grâce à de rares études françaises limitées à des échantillons de population précis, ou en extrapolant des études essentiellement nord-américaines réalisées à une grande échelle. Mais elles n'éclairent pas le processus de raisonnement qui aboutit à l'établissement d'un diagnostic précédant la prescription. Il existe, d'une part, des critères diagnostiques officiels, et, d'autre part, la démarche du médecin. Or personne ne sait si celui-ci utilise réellement dans sa pratique les critères de diagnostic officiels. Le diagnostic des troubles psychiques ne repose pas sur des examens objectifs et quantifiables. La validation rétrospective est d'ailleurs impossible dans ces conditions.

Approcher la réalité de la pathologie observée et valider la pertinence des diagnostics impliqueraient des études très lourdes, faisant appel à une méthodologie complexe et soulevant même des problèmes de déontologie : un médecin (qui ? un spécialiste ?) peut-il, à la suite de l'examen par un de ses confrères, évaluer un patient pour vérifier selon ses propres critères que le diagnostic a été correctement posé ? Les quelques études réalisées en France sur des populations de patients passant par les cabinets de médecins généralistes sont toutes sujettes à critiques, notamment parce qu'elles n'utilisent pas les mêmes critères et procédures diagnostiques.

On touche ici à la spécificité de la pathologie mentale dont certains ont voulu faire à l'évidence une pathologie « comme les autres », identique à la pathologie somatique organique, alors que l'évaluation d'un trouble psychique est toujours, quels que soient les artifices utilisés, la confrontation de deux subjectivités. On conçoit dès lors qu'il soit facile d'influencer la subjectivité du médecin, qui peut reconnaître simplement ce qu'on lui demande de voir. Les critères de définition peuvent être larges, ils peuvent être étroits, ils peuvent être infiltrés d'idéologies diverses (« toute souffrance psychique *est* une maladie "mentale" » ou, au contraire, « il existe des fluctuations légitimes et parfois douloureuses du psychisme »). Bien entendu, dans cette confrontation de deux subjectivités, le malade a son mot à dire et il ne s'en prive pas. Il n'est peut-être pas toujours écouté, mais il lui arrive d'être entendu. Lorsqu'il dit : « Je suis anxieux » ou « je suis déprimé », il n'est pas exclu que cela ait pour certains médecins valeur de diagnostic. Il suffit alors d'entériner par une prescription de médicaments le diagnostic du consultant.

Quoi qu'il en soit, la disparition pure et simple de l'enseignement de la psychopathologie dans les facultés de médecine a réduit l'évaluation des troubles psychiques aux seuls critères utilisés pour faire des essais thérapeutiques ou de la recherche épidémiologique. L'enseignement ne tient plus compte de la dimension psychologique individuelle, du sens des symptômes, ni du contexte de survenue. Tout cela a été balayé par les systèmes de classification diagnostiques nord-américains qui considéraient ces spécificités individuelles comme des artefacts propres à gêner la constitution de « groupes homogènes de patients ». D'ailleurs, la psychopathologie n'est plus enseignée que dans les facultés de psychologie.

Quelle est, dans ces conditions, la réalité des pathologies rencontrées ? Sur quelles bases les diagnostics s'établissent-ils ? Dans quelles perspectives les médicaments psychotropes sont-ils prescrits ? De même, existe-t-il une différence de nature ou seulement de gravité entre les patients qui consultent le médecin généraliste et ceux qui consultent le spécialiste ? Quelle est l'incidence de ces différences sur les stratégies thérapeutiques, c'est-à-dire la mise en œuvre de moyens diversifiés d'aide aux patients ? Dans quels cas les prescriptions chez le généraliste sont-elles des prescriptions de première intention ? Dans ces cas-là, quels sont les médicaments utilisés ? Dans quels cas les prescriptions du généraliste sont-elles des reconductions d'ordonnances établies par le spécialiste ?

A situation identique, le généraliste et le spécialiste prescrivent-ils de la même manière ? De multiples questions se posent qui sont actuellement sans réponse. Le médecin confronté à un patient porteur de symptômes exclusivement saura-t-il aborder cette situation qu'on ne lui a enseignée nulle part ? Face à un patient qui se dit anxieux, qui prétend éprouver des difficultés à s'endormir et qui se plaint de fatigue, quelle sera l'attitude du médecin ? Quel(s) psychotrope(s) seront prescrits ? Quel diagnostic correspondra à cet acte médical ? Confronté à des situations qu'on ne lui a pas appris à aborder, observateur de plaintes consécutives à des difficultés sociales, le médecin, pour conserver son identité et pour ne pas rester passif, n'aura qu'une solution : prescrire.

La prescription de psychotropes n'a jamais donné lieu officiellement, dans notre pays, à des réflexions d'ordre éthique ou sociologique. La communauté française s'est mobilisée lorsque l'utilisation de psychotropes sur des dissidents politiques dans l'ex-Union soviétique a été dévoilée. Mais cette même communauté ne s'est jamais intéressée aux aspects éthiques de la prescription de psychotropes en France. Pourtant, il s'agit de molécules qui modifient les comportements humains, altèrent les fonctions cognitives et, peut-être, ont des actions plus spécifiques qui n'ont jamais été étudiées [1].

Une réflexion d'ordre éthique n'est-elle pas nécessaire à propos de la consommation massive de médicaments psychotropes dans les prisons françaises ? N'y a-t-il pas aussi des aspects éthiques à discuter face à la consommation (nettement supérieure à la moyenne de la population) de médicaments psychotropes par les Rmistes et les Rmistes en fin de droits ou les chômeurs en général, comme différentes études réalisées par les DDASS ont pu le montrer au cours de l'année 1995 ?

---

1. Ces questions n'ont été abordées qu'une seule fois, en 1995, lors d'un colloque européen organisé à Paris sur le thème « Éthique et Neurosciences » par l'Association Descartes.

En dépit d'excellentes études menées par des chercheurs comme Serge Karsenty ou Alain Ehrenberg, le milieu psychiatrique académique et celui des leaders d'opinion ne s'intéressent pas à ces questions. Pourtant, les travaux d'équipe comme celle de David Cohen à l'université de Montréal montrent que « la consommation des médicaments psychotropes s'inscrit dans une dynamique socioculturelle complexe et implique une foule d'acteurs en plus des médecins et des patients ». Les travaux de ce groupe, joints à d'autres données internationales, montrent que le médicament psychotrope est à la fois un symbole, un produit commercial, un objet de politique sociale, un outil de contrôle social, etc. Ce programme de recherche se penche sur « les déterminants sociaux de la consommation de longue durée de tranquillisants, les pratiques de prescription des neuroleptiques, les effets iatrogéniques en santé mentale, l'influence de l'industrie pharmaceutique sur les professions de santé, le double mouvement de "prohibition des drogues" et de "promotion des médicaments". Le but étant de comprendre la production, la promotion, la prescription et la consommation des médicaments à action psychotrope ».

De tels travaux manquent cruellement en France et la diffusion de ceux qui existent ailleurs dans le monde est quasi nulle dans la formation, l'enseignement et, tout simplement, dans l'information du prescripteur.

Chapitre III

LES EXPERTS SONT-ILS EFFICACES?

Incarnés par le ministère de la Santé et par des organismes spécialisés comme l'Agence du médicament et l'Agence nationale pour le développement de l'évaluation médicale (ANDEM), les pouvoirs publics ont en charge, principalement, de garantir l'efficacité thérapeutique des médicaments mis sur le marché, d'en évaluer la tolérance au niveau de la santé publique, et de mesurer la réalité du service médical rendu par l'apport de nouvelles molécules en les comparant à celles qui existent déjà dans la classe thérapeutique en cause. Outre ces missions, qui sont l'apanage de l'Agence du médicament, les pouvoirs publics ont des devoirs : suivre, grâce à la pharmacovigilance, les risques éventuels d'un psychotrope en conditions réelles d'utilisation une fois le produit commercialisé ; vérifier si les publicités sont conformes aux indications de l'autorisation de mise sur le marché. Quel est l'apport de ces différentes structures dans l'appréciation de la situation des médicaments psychotropes en France ?

Les secrets de l'Agence du médicament

L'Agence française du médicament a adopté un fonctionnement différent de celui de ses homologues étrangers. Sa structure repose en effet, pour l'essentiel, sur des experts extérieurs et quasiment bénévoles là où d'autres pays européens et les États-Unis ont opté pour des professionnels intégrés à l'organisme et y travaillant à temps plein. Ce système, qui pourrait étonner, possède néanmoins quelques avantages : de la souplesse, probablement une plus grande rapidité dans l'examen des dossiers, et des frais de structure réduits.

Les experts français occupent des fonctions académiques, souvent hospitalo-universitaires, de sorte que le travail qui leur est demandé à l'Agence du médicament – évaluation des dossiers déposés par les industriels, participation à des commissions spécialisées ou à des groupes de travail composés en fonction des besoins – vient se greffer sur leur activité principale. Trop peu nombreux, conservant trop longtemps leurs fonctions, ce sont toujours les mêmes que l'on retrouve dans le domaine des médicaments psychotropes. Cette situation les conduit parfois à cumuler au sein de l'Agence des fonctions dans plusieurs, voire dans la totalité des commissions. Bien entendu, ils sont choisis pour leurs compétences, mais celles-ci impliquent justement, dans bien des cas, des liens plus ou moins forts avec l'industrie pharmaceutique. Toute la question est là. Car la valeur du travail de l'Agence du médicament ne peut reposer que sur la totale indépendance des avis des experts.

On rétorquera que ceux-ci travaillent en groupe et que le consensus auquel ils parviennent est une garantie d'objectivité. Certes. Mais pour qui connaît le fonctionnement des groupes, le consensus est toujours obtenu par le ralliement de la majorité à l'opinion d'une ou de plusieurs fortes personnalités. On sait d'autre part que, en dépit des mesures législatives récentes concernant les avantages fournis par l'industrie pharmaceutique au corps médical, les liens de dépendance matérielle peuvent être subtils et très indirects. Pour pallier ce risque, il est demandé aux experts d'établir régulièrement une déclaration, transmise au directeur de l'Agence du médicament, qui indique les possibles conflits d'intérêts pouvant résulter de leurs liens avec l'industrie dans leur travail à l'Agence. Ces déclarations, hélas, ne sont pas diffusées dans le corps médical. A l'heure où éclatent à tous les niveaux de la société des scandales liés à la corruption et au trafic d'influence, il est regrettable de constater que le milieu du médicament, où les enjeux financiers sont considérables, préfère l'opacité à la transparence. La crédibilité même des opinions émises par les experts s'en trouve entachée.

Comme on l'a vu au chapitre I, les États-Unis possèdent avec la Food and Drug Administration un organisme qui joue un rôle politique, c'est-à-dire d'action sur la société médicale, en produisant de l'information. Les articles publiés par la FDA dans la presse sur les extensions abusives d'indications de médicaments commercialisés, l'absence d'intérêt des *me-too-products* ou certains aspects de pharmacovigilance lui ont été vivement reprochés par des lobbies qui, récemment, sont allés jusqu'à proposer sa suppression ou sa privatisation. Rien de tel en France, puisque, s'agissant des médicaments psychotropes, l'Agence du médicament se contente d'un rôle technique et souffre à l'égard du corps médical d'un défaut de communication.

La revue *Prescrire* s'en est émue en 1996, regrettant l'opacité de l'Agence et le secret qui entoure les travaux de ses commissions[1]. Elle note en particulier qu'une pharmacovigilance active pourrait diffuser largement et régulièrement les résultats de ses travaux, et que les réexamens à distance des molécules commercialisées pourraient être systématiques. L'autorisation de mise sur le marché, lit-on encore, s'entoure de secrets et il n'existe aucune publication de ses avis. La revue s'interroge donc : « L'Agence est-elle un organisme de relais des intérêts industriels ou bien un instrument national d'optimisation de la santé publique[2] ? »

---

1. *Prescrire*, tome 16, n° 158, 1996, p. 70.
2. La création d'une Agence européenne du médicament (AEM) est

LES CRITÈRES DE L'AUTORISATION
DE MISE SUR LE MARCHÉ SONT-ILS PERTINENTS ?

Avant de pouvoir être commercialisé, un médicament doit être soumis à l'avis que les membres de la commission d'autorisation de mise sur le marché (AMM) rendront sur son efficacité et sa sécurité. Différents experts se partagent l'évaluation des nombreux aspects techniques de ces dossiers : pharmacologie, pharmaco-cinétique, toxicologie, essais thérapeutiques, etc. Je voudrais m'arrêter un instant sur ce que représentent concrètement un dossier d'AMM et son évaluation.

On se souvient des années cinquante, où l'opinion du clinicien avait permis d'inaugurer la classe des neuroleptiques, puis celle des antidépresseurs, et enfin celle des anxiolytiques. Cette époque de l'essai clinique empirique est aujourd'hui totalement révolue. Les médicaments sont devenus des produits industriels destinés à des développements mondiaux qui nécessitent des procédures standardisées et des méthodologies rigoureusement identiques et quantifiables. L'exploitation informatique des données est devenue une obligation et, grâce à l'ordinateur, la surveillance (monitorage) des essais thérapeutiques s'effectue pratiquement en temps réel dans le monde entier. Or les conditions conceptuelles, techniques et méthodologiques des essais thérapeutiques de psychotropes soulèvent une grave question, celle de la qualité et de la nature des informations qu'ils peuvent apporter.

La raison en est simple. Ces essais sont réalisés avec des malades qui ne sont absolument pas représentatifs des populations qui seront traitées une fois que le médicament aura obtenu son autorisation de mise sur le marché.

---

trop récente pour que l'on puisse préjuger de ce que sera réellement son action auprès du corps médical. Cependant, l'AEM semble donner quelques preuves de sa volonté d'aller dans le sens de la transparence. Si cette tendance devait se confirmer avec le temps, l'Agence française du médicament, avec son fonctionnement actuel, risquerait de se retrouver en porte à faux.

D'abord, les conditions conceptuelles sont liées aux différences que l'on induit entre le normal et le pathologique. Or la normalité « pure » ne concerne qu'une toute petite fraction de la population. Je reviendrai dans un instant sur cette question. Ensuite, les grands protocoles internationaux pour les anxiolytiques et les antidépresseurs excluent souvent les patients hospitalisés. Mais, pour des raisons liées à l'évolution des modalités de prise en charge, de nombreux essais de neuroleptiques concernent les schizophrènes traités en ambulatoire. Or, dans les conditions de l'ambulatoire, l'observance, c'est-à-dire la prise réelle des médicaments, n'est en général pas contrôlée systématiquement lors des essais. Quant aux aspects méthodologiques, strictement calqués sur la pharmacologie clinique et les essais thérapeutiques des médicaments somatiques, ils reposent sur des critères diagnostiques purement symptomatiques qui visent à constituer des « groupes homogènes de malades », ou plutôt des groupes homogènes de symptômes. Ils ne concernent donc pas les patients dans leur réalité pleine et entière, ni, surtout, dans leur spécificité individuelle. Bref, une fois le médicament commercialisé, le malade qui reçoit celui-ci en conditions réelles d'utilisation ne ressemble en rien à l'entité théorique qui a été créée pour les besoins de l'essai.

Revenons donc sur un point qui me paraît très important, celui du concept de normalité, qui doit être défini, au cours de l'essai thérapeutique, lorsque l'on entre en phase I [1], c'est-à-dire que l'on utilise des « volontaires sains », ou lorsque, pour d'autres raisons, on a recours à un groupe contrôle de « sujets normaux ». En 1994, un article publié dans la revue *Psychiatry Research* apportait

---

1. La phase I évalue la tolérance du médicament chez un volontaire sain. La phase II vérifie vérifie l'efficacité du traitement, en particulier contre placebo, et détermine sa posologie efficace. La phase III, conduite sur de nombreux malades, compare le médicament à tester aux produits de la concurrence.

sur cette question des informations troublantes [1]. Selon les auteurs de cet article, il est difficile de recruter des « volontaires sains » si les critères de « santé » reposent sur l'histoire personnelle et familiale de troubles psychiques. Ils rapportent ainsi que, sur deux cent soixante-sept candidats, 30,3 % ne s'étaient jamais vu porter un diagnostic de troubles psychiques au cours de leur existence, 41,2 % avaient un passé de troubles psychiques, mais étaient, au moment de l'examen, en bonne santé, et 27,7 % présentaient un trouble psychique. Seuls 16,1 % des candidats répondaient aux critères diagnostiques de recherche : ne jamais avoir eu personnellement de troubles psychiques ni d'antécédents familiaux en la matière. Autrement dit, les critères utilisés font que 52 % des personnes dites normales présentent des troubles psychiques ! Faut-il en conclure que ces troubles, en tant que pathologies, sont infiniment plus répandus qu'on ne l'imagine, ou bien, au contraire, que les critères utilisés pour définir la pathologie sont beaucoup trop extensifs ? Dans ces conditions, quelle peut être la valeur des résultats recueillis chez ces « volontaires sains » ?

Les critères diagnostiques fabriqués exclusivement pour la recherche (essais thérapeutiques, épidémiologie) ne sont donc pas opérationnels. Ils induisent en outre une approche conceptuelle qui pourrait se résumer ainsi : les symptômes recueillis définissent la maladie ; le traitement pharmacologique, s'il supprime les symptômes, entraîne la guérison ; si les symptômes apparaissent, cela s'appelle une rechute, une récidive, et s'ils persistent, cela s'appelle la chronicité.

L'exemple de l'essai des antidépresseurs montre que les critères d'exclusion des patients sont tout à fait particuliers. Ainsi, les dossiers américains excluent les patients hospitalisés, ceux qui ont des idées de suicide, ceux qui ont des antécédents de tentative de suicide, ceux qui ont

---

1. *Psychiatry Research*, 53, 1994, p. 301-311.

fait des états d'excitation maniaque et, d'une manière générale, les patients déprimés dans le cadre d'une psychose maniaco-dépressive. On ne pratique pas d'essai chez les malades hospitalisés aux États-Unis pour des raisons de coût. En effet, dès qu'un patient hospitalisé en service public ou en clinique entre dans le cadre d'un essai thérapeutique, c'est le promoteur industriel qui doit payer le prix de la journée d'hospitalisation. On se tourne donc vers des pays comme la France, où la Sécurité sociale couvre l'hospitalisation et ne demande pas le remboursement des journées pour des patients en cours d'essai thérapeutique. Un compromis a été trouvé qui consiste à rembourser à l'hôpital tout ce qui est strictement lié à l'essai thérapeutique et qui n'aurait pas été demandé par le médecin dans le cadre d'une hospitalisation banale. Il est évident que l'appréciation en est laissée aux soins des investigateurs, car l'administration de l'hôpital n'a pas compétence pour décider si tel examen entre dans le cadre des soins normaux ou représente une exigence de protocole.

Toute étude portant sur les antidépresseurs qui ne comporte pas d'essais sur patients sérieusement déprimés au point de nécessiter une hospitalisation ne devrait pas recevoir l'indication pleine et entière concernant la totalité des états dépressifs. Ce fut le cas, par exemple, d'un antidépresseur nord-américain qui a inauguré la classe des IRS et dont le dossier, réalisé aux États-Unis, ne comportait aucun malade hospitalisé. L'indication pleine et entière ne fut obtenue qu'après la réalisation en Europe de quelques essais sur des malades hospitalisés.

Jusqu'à une époque récente, signe de l'hétérogénéité de l'activité thérapeutique des médicaments, on était confronté, s'agissant des antidépresseurs, à une gamme extrêmement riche d'indications qui variaient en fonction des molécules et des conditions des essais thérapeutiques. Cela allait de « état anxio-dépressif pouvant évoluer vers un état dépressif caractérisé ou vers une décompensation névrotique » à « état dépressif de toute nature y compris les dépressions endogènes », en passant par « états dépressifs d'intensité moyenne à composante telle qu'on les observe par exemple fréquemment chez les alcooliques en cours de sevrage ». Devant une telle cacophonie, les experts de l'Agence du médicament ont décidé de ne plus prendre en compte que trois types d'indication : les épisodes dépressifs majeurs (c'est-à-dire caractérisés) ; les épisodes dépressifs majeurs, y compris les épisodes sévères chez les patients hospitalisés ; la prévention des récurrences des épisodes dépressifs majeurs. Souci louable, certes, mais qui risque de favoriser un certain laxisme dans la description des propriétés réellement antidépressives d'une molécule.

On débat depuis longtemps pour savoir s'il existe une ou plusieurs dépressions. Dans le cadre de la pathologie, y a-t-il une seule dépression dont les variantes, de la mélancolie à l'état dépressif d'intensité légère, ne sont que d'ordre quantitatif ? Ou bien existe-t-il des différences qualitatives séparant les états dépressifs les uns des autres ? Ce débat n'est pas clos, bien que tout plaide en faveur d'un continuum entre le normal et le pathologique. Utiliser la mélancolie comme pierre de touche de l'efficacité d'un antidépresseur en postulant que « qui peut le plus, peut le moins » fut une position défendue autrefois. De nos jours, il est possible de commercialiser un antidépresseur ayant comme indication « épisodes dépressifs majeurs », c'est-à-dire « épisodes dépressifs d'intensité légère » (*mild depression*), alors que les résultats des études menées contre placebo, qui sont une phase obligatoire des essais thérapeutiques (elles doivent figurer dans le dossier d'autorisation de mise sur le marché), ne sont jamais rendus publics.

On sait pourtant l'importance considérable de l'effet placebo lorsqu'il s'agit de soigner une dépression. Bernard J. Carrol, dans une lettre au *Lancet*, rappelle ainsi que le taux d'efficacité du placebo peut atteindre 50 % dans le cas de dépressions caractérisées [1]. Or, que conclure lorsque, par exemple, sur cinq études contre placebo, un produit n'est supérieur qu'à deux reprises et se retrouve à égalité une fois, alors que, dans les essais comparatifs, il apparaîtra identique au produit de référence? Le nouveau libellé d'indication proposé par l'Agence du médicament risque ainsi de favoriser les essais qui s'intéressent essentiellement aux épisodes dépressifs « majeurs », mot dont le sens, dans la langue française, comporte un caractère de gravité, mais qui élimine en fait les malades hospitalisés, qui ne constituent pas un réel marché. Sauf à être très exigeant quand il s'agit d'étudier les essais contre placebo, on risque dans ces conditions de commercialiser des placebos impurs, c'est-à-dire doués d'effets secondaires, mais sans réel effet spécifique sur la dépression [2].

COMMENT LA COMMISSION DE TRANSPARENCE
DÉTERMINE-T-ELLE QU'UN MÉDICAMENT
EST PLUS EFFICACE QUE LES AUTRES?

Une fois qu'un médicament a obtenu son autorisation de mise sur le marché, il est soumis à la Commission de transparence. Cette instance, dont la structure est ambiguë, joue un rôle économique non négligeable puisque les

---

1. *The Lancet*, vol. 344, 20 août 1994, p. 5250. B. J. Carrol explique par ailleurs que la réponse positive à un traitement antidépresseur apporte moins d'informations sur l'efficacité du médicament que les réponses négatives. *Cf.* W. A. Brown, « Placebo as a Treatment for Depression », *Neuropsychopharmacology* (1994), 10, p. 265-269.

2. Il faudrait pouvoir obtenir les données brutes de ces essais déterminants pour savoir si un médicament est réellement efficace et les transmettre à des statisticiens indépendants avec mission de vérifier la pertinence des calculs et des interprétations. En effet, tout le travail statistique réalisé dans les essais thérapeutiques est le fait du laboratoire lui-même ou de sociétés de recherches cliniques sous contrat qui sont rémunérées par le laboratoire. Il est peu probable que le laboratoire qui sollicite pour un médicament une autorisation de mise sur le marché apporte une analyse statistique défavorable à son produit. Sans être exagérément soupçonneux, rappelons-nous quand même ce que disait Dis-

avis qu'elle rend préludent aux décisions que prendra par la suite le Comité économique du médicament.

Composée d'experts et de représentants des caisses d'assurance maladie, c'est-à-dire de techniciens du médicament et d'acteurs de l'espace économique, qui ne défendent donc pas forcément les mêmes intérêts, la Commission de transparence est chargée de déterminer l'augmentation du service médical rendu (ASMR) par le nouveau médicament. En d'autres termes, il s'agit de dire, après en avoir évalué tous les aspects (pouvoir thérapeutique, tolérance aux effets indésirables, confort d'utilisation), si celui-ci est plus efficace que ceux qui, dans la même classe thérapeutique, existent déjà sur le marché.

Lorsqu'elle est reconnue par la Commission de transparence, l'ASMR, qui comporte plusieurs gradations, est l'un des éléments qui permettent à l'industriel de justifier, auprès du Comité économique du médicament, sa demande de vendre le nouveau médicament qu'il propose à un prix supérieur à celui du médicament le plus cher de la classe thérapeutique considérée. Les enjeux sont énormes, les conséquences le sont aussi. Rappelons que le marché français du médicament, le troisième au monde derrière ceux des États-Unis et du Japon, représentait en 1995 quelque 14,4 milliards de dollars, soit une augmentation de 17 % par rapport à 1994. Sachant que pratiquement tous les psychotropes sont, en France, remboursés à 65 %, on ne peut que s'étonner de constater que des ASMR substantielles soient consenties à certains médicaments alors qu'il est notoire que pas un des psychotropes récents, quelle que soit sa classe thérapeutique, n'a démontré une efficacité supérieure aux produits qui, entre 1952 et 1962, ont été mis sur le marché. Pour être plus précis, si l'on s'en tient aux trois principales classes thérapeutiques de psychotropes, aucun neuroleptique n'est globalement plus efficace que l'Haldol® ou la chlor-

---

raeli : « Il existe trois sortes de mensonges : les petits, les fieffés et les statistiques. »

promazine, aucun anxiolytique ne fait mieux que le Valium® et aucun antidépresseur ne dépasse le Tofranil® ou l'Anafranil®.

On rétorquera que les médicaments les plus récents ont parfois des effets secondaires différents et sont réputés mieux tolérés sur le plan physique. Mais de telles conclusions, pour s'imposer, doivent en principe s'appuyer sur des études menées sur des populations importantes en conditions réelles d'utilisation. Or les membres de la Commission de transparence examinent des médicaments qui ne sont pas encore commercialisés. Ils ne disposent donc, pour alimenter leur réflexion, que des informations en provenance des essais thérapeutiques présentés devant la Commission d'autorisation de mise sur le marché et dont j'ai déjà montré le caractère artificiel. On voit mal, dans ces conditions, comment ils pourraient se déterminer de façon objective sur la réalité des effets secondaires d'un médicament. Lorsqu'il s'agit de réévaluation, la confirmation d'une meilleure tolérance se fonde sur les données de la pharmacovigilance et, surtout, sur les essais thérapeutiques de phase IV qui sont, comme on le verra, entièrement maîtrisés par les laboratoires!

Réussir à trouver, pour certaines classes thérapeutiques récentes comme les antidépresseurs inhibiteurs de la recapture de la sérotonine, des différences sur la base des essais thérapeutiques présentés, aussi bien en ce qui concerne l'efficacité que la tolérance, tient du prodige. Il en va de même pour les benzodiazépines et les produits qui leur sont apparentés. On se trouve donc à l'heure actuelle, en France, dans la situation de commercialiser des produits tellement proches les uns des autres que les différences n'offrent aucun intérêt pour le prescripteur, donc pour le malade, alors même que notre pays adopte une attitude très restrictive à l'égard des médicaments génériques. En effet, toutes catégories thérapeutiques confondues, les médicaments génériques ne représentent aujourd'hui, en France, que 5 % de parts de marché, contre 38 % en Allemagne, et représentent une infime minorité des cent douze formes différentes de médicaments psychotropes.

Cette politique d'inflation de produits identiques ou très proches les uns des autres s'assortit d'un prix de vente élevé, compte tenu d'une ASMR souvent très modeste par rapport aux anciens produits. Non seulement ces derniers n'ont pas démérité, mais ils constituent, dans les essais thérapeutiques, les étalons de référence. Or ils sont, eux, vendus à des prix ridiculement bas en regard de leur ancienneté. Découragés, certains industriels sont amenés à les retirer du marché. En 1995, deux antidépresseurs ont ainsi cessé d'être commercialisés. L'un d'eux était le Niamide®, un IMAO[1] de première génération qui représentait, avec un seul autre antidépresseur, le Marsilid®, une classe thérapeutique originale. Ces médicaments ont des indications très restreintes, mais très précises, et rendent des services là où aucun autre antidépresseur actuellement disponible n'est actif. Reste donc le Marsilid, qui a quasiment le statut de « médicament orphelin ». Vu son âge, ce médicament est vendu 30,60 francs les cent comprimés, soit un coût de traitement journalier de 0,92 à 1,84 franc. A titre de comparaison, le Prozac®, antidépresseur de nouvelle génération de la classe des IRS, est vendu 88,20 francs les quatorze gélules, soit un coût de traitement journalier de 6,30 francs ! On peut donc s'attendre que le laboratoire qui commercialise le Marsilid® retire un jour prochain, lui aussi, son produit du marché. En termes de santé publique, il y aura alors un manque réel, même si peu de malades sont concernés.

PSYCHOTROPES ET TOXICOMANIE

Avec l'Organe international de contrôle des stupéfiants, l'ONU dispose d'une structure qui travaille en collaboration avec les États membres signataires de conven-

---

1. Inhibiteur de la monoamine-oxydase. Les IMAO de première

tions internationales et s'intéresse à l'usage illicite de substances donnant lieu à toxicomanie. Dès 1971, l'OICS a inclus par convention dans le cadre de ses préoccupations une série de substances psychotropes – des opiacés et leurs dérivés, l'amphétamine et ses dérivés ou apparentés, et les benzodiazépines. En France, la Commission nationale des stupéfiants et des psychotropes œuvre dans la même perspective que l'OICS.

Aussi surprenant que cela paraisse, les médecins français ignorent presque tout de la question de la dépendance aux benzodiazépines, alors même qu'ils sont très réticents à prescrire de la morphine. Le pouvoir toxicomanogène des benzodiazépines est une évidence pour les organismes spécialisés dans la lutte contre la toxicomanie, mais les structures de pharmacovigilance semblent peu se préoccuper de cette question. Pourtant, une substance peut-elle être à la fois un médicament anodin, dont l'usage s'est totalement banalisé, quand elle figure sur une ordonnance, et une substance toxicomanogène lorsqu'elle donne lieu à un trafic illicite?

Dans son rapport pour 1994, l'OICS attire l'attention des différents gouvernements sur certains points : « L'utilisation mondiale de méthylphénidate (Ritaline®), substance inscrite au tableau 2 de la convention de 1971, a plus que doublé depuis 1990. Cette tendance mondiale est essentiellement attribuable aux États-Unis où le méthylphénidate est de plus en plus utilisé pour traiter les troubles de l'attention chez les enfants et les adultes. Cette utilisation du méthylphénidate a aussi augmenté dans d'autres pays. » Le détournement de plus en plus fréquent de cette substance vers des circuits illicites et des utilisations toxicomaniaques montre qu'il ne s'agit pas d'un produit anodin. La campagne d'information sur la Ritaline® qui se développe ces derniers temps auprès des généra-

---

génération ont été diabolisés en France et discrédités essentiellement par la concurrence au prétexte que leur emploi nécessitait des précautions particulières. Ils sont pourtant largement utilisés en Grande-Bretagne.

listes français mérite une vigilance particulière. Jusqu'à présent, ce produit ne fait l'objet que d'une consommation anecdotique en France, où l'intérêt de son utilisation sur une large échelle est extrêmement contesté par les spécialistes de pédopsychiatrie. Les conditions actuelles de délivrance et d'utilisation de la Ritaline®, qui a obtenu en 1995 une autorisation de mise sur le marché restrictive, apportent en principe toutes les garanties. Mais il ne faudrait pas que ces sages décisions soient remises en question dans les années à venir sous l'influence de groupes de pression divers.

Les propriétés toxicomanogènes des benzodiazépines sont parfaitement décrites par ce rapport de l'OICS : « Bien que les benzodiazépines soient assujetties aux contrôles prévus par la Convention de 1971 depuis dix ans, elles sont encore parmi les substances psychotropes les plus couramment détournées de la fabrication et du commerce licite vers les circuits illicites. L'Organe estime préoccupantes les indications de certains rapports selon lesquelles les groupes criminels établis dans certains pays s'intéressent de plus en plus au trafic illicite des benzodiazépines qui semblent aussi profitables que d'autres formes de trafic illicite tout en présentant moins de risques. »

Ces constats indiquent clairement que les benzodiazépines sont largement utilisées par les toxicomanes, mais que, dans un cadre légal d'utilisation, le médecin prescripteur peut tout aussi bien susciter chez ses consultants des états de dépendance. Certaines benzodiazépines sont utilisées plus que d'autres par les toxicomanes. Mais comme leur origine est en général illicite, il est difficile de savoir si l'explication tient à des propriétés pharmacologiques particulières ou tout simplement à des capacités d'approvisionnement à partir de sources de fabrication légales ou illégales. Selon Interpol, en 1994, « trois principales substances faisant partie des benzodiazépines figurent dans les saisies [...] : le diazepam connu sous le nom de Valium[R], le flunitrazepam connu sous le nom de Rohypnol[R], et enfin le nitrazepam connu sous le nom de Mogadon[R] [1] ». L'utilisation à des fins toxicomaniaques de benzodiazépines obtenues à la suite de vols commis au préjudice de médecins, de pharmaciens, d'établissements hospitaliers, ou grâce à l'utilisation d'ordonnances contrefaites ou falsifiées, paraît extrêmement minime. Selon l'Office central pour la répression du trafic illicite des stupéfiants, seuls vingt-neuf cas de vol de Valium[R] et vingt-cinq cas de vol de Tranxène[R] auraient été signalés en 1994 [2]. Mais ces chiffres, au dire même des représentants de cet organisme, ne signifient pas grand-chose. Le trafic de médicaments psychotropes, en particulier de benzodiazépines, serait en fait en augmentation. La sous-estimation – considérable, paraît-il – viendrait de ce que l'on se fonde sur les seules saisies et interpellations. Or les benzodiazépines sont des médicaments extrêmement faciles à se procurer chez un médecin et l'on sait que le Rohypnol[R] est revendu vingt francs l'unité dans les rues de Paris [3].

EFFETS SECONDAIRES : LA PHARMACOVIGILANCE

En décembre 1994, l'Agence du médicament a diffusé un opuscule extrêmement bien fait à l'attention des médecins prescripteurs, *Bonnes Pratiques de pharmacovigilance*. Tous l'ont-ils lu? Sont-ils conscients que « la sécurité d'emploi des médicaments est l'affaire de tous.

---

1. *Rapport annuel sur la situation des substances psychotropes en Europe*, 1994.

2. *Usage et trafic de stupéfiants. Statistiques*, rapport de l'Office central de répression du trafic illicite des stupéfiants, 1994.

3. La Commission des stupéfiants et des psychotropes s'intéresse à d'autres substances que les benzodiazépines. Elle est ainsi intervenue récemment à propos d'un antidépresseur, l'amineptine, douée de propriétés psychostimulantes et susceptible de créer une dépendance. Elle a proposé une suspension de toute forme de promotion de ce produit qui ne donne plus lieu maintenant qu'à la délivrance d'une information thérapeutique concernant les mentions obligatoires.

L'exercice de la veille sanitaire est une responsabilité scientifique et sociale », comme l'écrivait Philippe Douste-Blazy dans sa préface ?

En principe, tous les moyens sont réunis et toutes les procédures sont opérationnelles pour que la France dispose d'un excellent système de pharmacovigilance. Trente centres régionaux sont au contact des prescripteurs. La méthode d'imputabilité, utilisée pour démontrer la responsabilité d'un médicament dans un effet indésirable, a été standardisée et fait l'objet d'une acceptation générale. La collaboration du médecin qui, après avoir repéré un effet indésirable, le notifie au centre régional de pharmacovigilance, celle du laboratoire pharmaceutique impliqué et, plus tard, de la Commission de pharmacovigilance, pour ne citer que ces structures [1], devraient garantir la meilleure efficacité. En fait, tout dépend, hormis de rares enquêtes ouvertes à la suite d'une alerte nationale ou internationale, presque exclusivement des notifications transmises par les médecins prescripteurs.

La notification nécessite simplement un notificateur et un patient identifiables, un ou des médicaments suspects, un ou des effets suspects. Mais la réalité est sans doute très largement sous-évaluée. En effet, la sensibilisation à la pharmacovigilance n'existe que de manière anecdotique dans la formation du médecin généraliste et elle n'a aucune existence officielle dans la formation du spécialiste de psychiatrie. Quels sont les symposia destinés aux médecins généralistes ou aux spécialistes de psychiatrie qui consacrent une part, même minime, à la nécessité et aux procédures de la pharmacovigilance ? Quelles sont les revues médicales qui, ne serait-ce qu'une fois par an, attirent l'attention sur le devoir de participer à la veille sanitaire ?

Comme bien souvent en médecine, les spécialistes de

---

1. Interviennent également dans ce processus des structures permanentes de l'Agence du médicament comme l'Unité de pharmacovigilance de la direction de l'évaluation et celle du Comité technique.

la pharmacovigilance se retrouvent entre eux et c'est entre eux qu'ils communiquent. L'« esprit » de la veille sanitaire et du dépistage d'effets iatrogènes [1] n'accompagne pas la pratique quotidienne du médecin. Ou bien les psychotropes utilisés sont d'une sécurité parfaite, ou bien les notificateurs éventuels sont particulièrement distraits et lents à réagir. Sinon, comment expliquer, par exemple, qu'il ait fallu autant de temps, en France, pour que l'on puisse parler officiellement aux prescripteurs des effets de certaines classes thérapeutiques (dépendance, troubles de la vigilance, amnésie antérograde, dus aux benzodiazépines) ?

En fait, si la formation et l'information continue des médecins font défaut à propos des nécessités de la pharmacovigilance et de l'implication personnelle des prescripteurs, les conditions d'exercice expliquent sans doute aussi que le réseau ne soit pas alimenté par un nombre plus fourni de notifications. Certes, il faut toujours avoir présent à l'esprit que, dans quelque domaine que ce soit – somatique, comportemental ou psychique, voire événementiel (accidents divers) –, le médicament psychotrope consommé par le patient peut être en cause. Des troubles cognitifs, en particulier dans le domaine de la mémoire, que l'on a constatés chez un sujet vieillissant ne sont pas forcément dus au vieillissement ; l'anxiolytique ou l'hypnotique peuvent jouer un rôle. Mais qui s'en soucie ?

On dira que les effets secondaires déjà connus et répertoriés ne présentent pas d'intérêt pour la pharmacovigilance, son but étant avant tout de dépister des effets non encore identifiés. Certes. Mais les effets secondaires des médicaments psychotropes ne doivent pas être qu'une liste abstraite figurant dans les mentions obligatoires. Le prescripteur doit constamment aller au-devant de leur signalement par le malade afin que tout traitement soit

---

1. L'effet iatrogène est lié à la toxicité du médicament (effet indésirable) lui-même ou au comportement du médecin (prescription inadaptée).

régulièrement réévalué. S'intéresser à la sexualité d'un schizophrène sous neuroleptique est moins important, pour certains, que faire disparaître ses hallucinations; c'est faire peu de cas de ce que le malade en pense lui-même; surtout, c'est courir le risque d'une mauvaise observance du traitement.

D'autre part, le temps passé avec chaque malade et les contraintes matérielles de la routine de consultation font qu'il est peu probable qu'un effet éventuel, à supposer qu'il soit suspecté, donne lieu à une notification. Pour de nombreux médecins, la pharmacovigilance est synonyme de paperasserie à propos d'une imputabilité problématique dont ils ne voient pas l'intérêt immédiat pour le patient. Dans le meilleur des cas, ils préfèrent tout simplement l'amener à changer de traitement. Familiarisé au mieux avec les seuls effets secondaires somatiques, le médecin, sous l'influence de la promotion pharmaceutique et de groupes de pression divers, considérera que tout médicament psychotrope « bien toléré », parce qu'il ne s'accompagne pas de plaintes du patient, est un médicament dépourvu d'effets secondaires. Or les patients eux-mêmes ne disposent d'aucune information sur les rapports à établir entre leur traitement et des événements qui surviennent au cours de celui-ci. Comment imputer, autour de la soixantaine, les « trous de mémoire » que l'on éprouve de plus en plus fréquemment à l'hypnotique que l'on consomme régulièrement ?

Comme celle des médicaments somatiques, la pharmacovigilance des médicaments psychotropes est presque entièrement axée sur les effets somatiques indésirables des traitements. On sait donc repérer l'hépato-toxicité d'un antidépresseur, ou l'atteinte de la lignée des leucocytes par un neuroleptique. Pourtant, les médicaments réputés agir sur les affects, les sentiments, l'éprouvé psychique, l'organisation de la pensée, la fluidité des idées, la gaieté ou la tristesse, doivent-ils n'avoir comme effets indésirables que des manifestations corporelles ?

Il n'existe pas en France, ni ailleurs, de pharmacovigilance qui soit spécifique aux effets psychiques des psychotropes. Or les traitements par les psychotropes connaissent à présent des prolongations indéfinies. On est très loin des évaluations que l'on trouve dans les dossiers d'autorisation de mise sur le marché et qui reposent sur des essais menés pendant six semaines de traitement. Six semaines, c'est bien peu. Que sait-on des effets psychiques iatrogènes sur le long terme?

Au bout de dix ans de neuroleptiques ou de benzodiazépines, au bout de plusieurs années d'antidépresseurs, a-t-on traité seulement des symptômes pathologiques ou a-t-on modifié de façon peut-être définitive le psychisme d'un être humain? Qu'en est-il de la volonté du sujet, de son dynamisme personnel, de sa capacité à se mobiliser pour une cause, à s'investir dans un projet? Sa passivité, son indifférence, ses ruptures affectives ou sentimentales, les perturbations de sa sexualité, son absence de curiosité ou au contraire son survoltage permanent, tout ce qui le rend si différent de ce qu'il était autrefois, faut-il le mettre exclusivement sur le compte du vieillissement, sur celui des troubles psychiques ou sur celui de traitements que l'on peut, pour certains, qualifier de « détergents des neurones » ?

Que les choses soient claires : il n'est absolument pas dans mon intention de disqualifier l'utilisation bien conduite, sur de courtes durées, de la plupart des médicaments psychotropes. Ce serait absurde. Je dis simplement que les psychotropes, qui donnent lieu à une si large consommation dans notre pays, méritent d'être soumis à une pharmacovigilance spécifique et attentive impliquant chaque prescripteur.

En France, le corps médical dans son ensemble exprime une certaine gêne lorsque l'on émet l'hypothèse que certains médicaments psychotropes, ou certaines classes thérapeutiques de psychotropes, peuvent induire des comportements préjudiciables pour le sujet ou pour son entourage. C'est pourtant une question importante. Jusqu'à ce jour, les Français n'ont jamais reconnu l'utilisation de médicaments psychotropes, en particulier de benzodiazépines, comme un élément d'atténuation de la responsabilité en cas de problèmes médico-légaux. D'autres pays, comme les États-Unis ou la Grande-Bretagne, admettent ce fait. Aux États-Unis, des procès retentissants ont été intentés contre la firme qui fabrique le triazolam et tous ont été réglés à l'amiable, avec de fortes indemnités à la clé. En Grande-Bretagne, comme l'a rapporté récemment le *British Medical Journal*, trois mille plaignants regroupés en association se sont retournés contre le fabricant de cette même substance, qui a été retirée du commerce dans ce pays. Quelles que soient les pathologies, ce sont des associations de consommateurs qui instruisent les dossiers, documentent les récriminations et discutent d'égal à égal avec les experts. La France ne connaît pas cette situation. Les associations de patients, dans le domaine des troubles psychiques, commencent seulement à se structurer, suscitant d'ailleurs, dans certains cas, des tentatives de récupération diverses par le corps médical ou l'industrie pharmaceutique. Seule l'Association d'aide aux victimes des accidents des médicaments possède la même pugnacité que les associations étrangères, multipliant les interventions auprès des pouvoirs publics et des parlementaires dans un esprit assez extrémiste, puisqu'elle réclame purement et simplement la suppression des benzodiazépines. Certaines associations étrangères, comme Tranx, en Australie, dont j'ai déjà parlé, adoptent des positions plus constructives en diffusant un matériel très pédagogique auprès des consommateurs. Leur but n'est pas de disqualifier les médicaments, mais d'en expliquer les dangers à ceux qui les consomment et que les médecins n'ont pas suffisamment avertis.

Les médecins n'informent pas leurs patients parce qu'ils admettent difficilement que les psychotropes induisent des troubles psycho-comportementaux et parce qu'ils n'ont jamais reçu la formation qui leur permettrait, par exemple, de procéder à un sevrage en ambulatoire. Dans un article récent, J.-L. Senninger et M. Laxenaire illustrent assez bien ce contexte [1]. Rapportant deux cas de violence sous benzodiazépines (sans qu'il s'agisse d'ailleurs de préjuger de leur imputabilité), ils s'interrogent longuement sur la réalité de cet effet secondaire qu'ils disent « controversé » tout en fournissant une bibliographie internationale beaucoup plus affirmative, quant à elle. Quel contraste avec les positions prises à l'étranger qui rapportent comme un fait acquis des effets secondaires pratiquement inconnus en France, ou dont on ne parle pas, comme la création d'états anxieux, d'attaques de panique ou de phobies, par les benzodiazépines [2] !

Les médecins français acceptent beaucoup plus, en revanche, que les médicaments psychotropes produisent des effets secondaires somatiques. Probablement s'agit-il, dans cette affaire, de simples différences culturelles. Mais on constate aussi des différences de fréquence d'effets secondaires liées soit à la nature des patients traités, soit aux modalités d'utilisation des psychotropes. L'exemple des dyskinésies tardives induites par les neuroleptiques montre que ce qui est une préoccupation majeure aux États-Unis est considéré en France comme ayant une faible incidence. Admettons que les Français utilisent, pour définir les dyskinésies tardives, des facteurs plus restrictifs qu'aux États-Unis. Mais avouons également qu'au pays où les propriétés des neuroleptiques ont été découvertes, le corps médical accepte avec réticence les inconvénients que ceux-ci peuvent générer, comme si cela

---

1. J.-L. Senninger, M. Laxenaire, « Réaction paradoxale de violence secondaire à la prise de benzodiazépines », *Ann. Méd. Psychol.*, 1995, 153, n° 4, p. 278-282.
2. *Cf.* S. I. Cohen, « Alcohol and Benzodiazepines Generate Anxiety, Panic and Phobias », *J. R. Soc. Med.*, 1995, 88, p. 73-77.

devait ternir leur irremplaçable efficacité thérapeutique. Pourtant, on ne peut exclure que des traitements neuroleptiques à long terme produisent des lésions cérébrales irréversibles [1].

La Commission de pharmacovigilance est rarement intervenue, au cours de ces dernières années, à propos des médicaments psychotropes. Les neuroleptiques n'ont donné lieu à aucune préoccupation particulière et les benzodiazépines anxiolytiques ou hypnotiques semblent se situer dans le cadre d'un *statu quo*. Leurs effets sont connus, mais rien de neuf n'a été entrepris depuis que leur durée de prescription a été restreinte. L'inquiétude pourrait venir des antidépresseurs. La fluoxetine est sans conteste le leader de la classe des antidépresseurs dits inhibiteurs de la recapture de la sérotonine. Comme toutes les substances nouvelles, elle devrait donner lieu à une attention particulière de la pharmacovigilance. Pour l'instant, les experts français rassurent les pouvoirs publics, notamment en ce qui concerne l'implication de cette substance dans l'émergence d'idées ou de comportements suicidaires, ou dans sa responsabilité dans des actes hétéro-agressifs. Aux États-Unis, la situation est différente. De violentes polémiques ont éclaté à propos de la sécurité d'utilisation de ce produit. Selon le laboratoire qui fabrique la fluoxetine, l'Église de Scientologie serait à l'origine du scandale. C'est faire peu de cas des très nombreuses et vigoureuses contestations qui se développent aux États-Unis à l'encontre de ce produit. Des associations de consommateurs comme le Prozac Survivor's Support Group Inc., qui n'ont pas de lien avec l'Église de Scientologie, mènent des actions pour informer le public

---

1. *Cf.* E. Pourcher *et al.*, « Neuroleptic Associated Tardive Dyskinesias in Young People with Psychoses », *British Journal of Psychiatry*, 1995, 66, p. 768-772. Notons tout de même que des travaux originaux, tels ceux de Marie-José Dealberto (INSERM), commencent à voir le jour en France dans le domaine des effets psychiques iatrogènes des médicaments psychotropes, ou plutôt de leurs effets sur les performances cognitives, dans les conditions du traitement en médecine générale.

sur les dangers qu'il y aurait à interrompre brutalement le traitement par cette molécule susceptible de conduire à des actes de violence dirigés contre soi ou contre les autres. On a vu qu'il avait fallu presque vingt ans pour qu'une série de propriétés indésirables des benzodiazépines soit reconnues. Il est donc évident que, en l'absence de recul du temps, et au-delà des polémiques américaines – reprises d'ailleurs dans un certain nombre d'autres pays actuellement –, la fluoxetine et les produits qui lui sont le plus proches doivent faire l'objet d'une attention particulière de la pharmacovigilance.

Si les antidépresseurs inhibiteurs de la recapture de la sérotonine agissent, comme on le dit, essentiellement et puissamment par ce mécanisme, ils augmentent la transmission sérotoninergique. Or tous les produits sérotoninergiques font courir, à moyen et à long terme, un risque d'hypertension artérielle pulmonaire. La récente aventure des anorexigènes le démontre de la même manière que cela fut prouvé autrefois pour les précurseurs de la sérotonine (tryptophane et 5-hydroxytryptophane). Pourquoi donc le Prozac®, bien qu'il soit anorexigène (on l'utilise contre la boulimie dans certains pays), ne provoque-t-il pas d'hypertension artérielle pulmonaire ? Serait-ce parce que, contrairement à ce qui se dit, les molécules de cette série ne sont pas fondamentalement sérotoninergiques, mais noradrénergiques et dopaminergiques ? Cette action, qui sous-tend des propriétés psychostimulantes, fidéliserait une partie – certes prédisposée – de la population et expliquerait la longue durée des traitements (50 % des prescriptions datent d'un an ou plus). On sait que la fluoxetine stimule la libération de dopamine dans le cortex préfrontal chez le rat par le biais de l'action de la sérotonine endogène sur les récepteurs 5HT-3 corticaux. C'est une action différente de celle des antidépresseurs tricycliques et qui s'apparente à celle des amphétamines et de la cocaïne [1]. Il se pourrait que la

---

1. *Cf.* G. Tanda, R. Frau, G. Di Chiara, « Local 5HT-3 Receptors

fluoxetine ait d'autres propriétés qu'antidépressives, ce qui serait en accord avec un mécanisme d'action moins simpliste que la pure inhibition de la recapture de la sérotonine. C'est du moins l'hypothèse émise par Lars F. Gram en 1994 : « Les données publiées sur l'effet antidépresseur de la fluoxetine n'expliquent pas de manière satisfaisante sa popularité. Il nous faut faire l'hypothèse que la fluoxetine possède des effets psychobiologiques qui ne sont pas purement en relation avec la biologie de la dépression et que cette substance agit avant tout comme un modulateur de l'humeur et des affects [1]. »

Un autre produit récent, le Modafinil, est le type même de produit qui pourrait, par son action stimulante sur les récepteurs alpha-adrénergiques induisant une stimulation de la vigilance et une prolongation de l'éveil, soulever des questions de santé publique s'il était utilisé d'une manière trop large. Il dispose aujourd'hui d'indications spécifiques et restrictives (narcolepsie et hypersomnie idiopathique) et des conditions de prescriptions très cadrées. Tout a été mis en place pour éviter les dérapages, mais il s'agit là encore d'une substance qui mérite toute l'attention de la pharmacovigilance.

DE L'INTÉRÊT DES GROUPES DE TRAVAIL

Des groupes de travail spécialisés travaillent en marge des commissions, par exemple pour préparer leurs travaux. Ils sont constitués d'un petit nombre de personnes, essentiellement des experts extérieurs, jouant un rôle essentiel vis-à-vis des commissions, où le nombre des participants est élevé. Des conflits d'intérêts risqueraient, là encore, de fausser les résultats. Non seulement ces groupes rendent des avis techniques sur les

Mediate Fluoxetine But Not Desipramine : Induced Increase of Extra-Cellular Dopamine in Prefrontal Cortex », *Psychopharmacology*, 1995, 119, p. 15-19.

1. L. F. Gram, *New England Journal of Medicine*, 17 novembre 1994, p. 1354-1360.

médicaments, mais en plus ils élaborent des concepts ou des modifications méthodologiques dont les conséquences sont très importantes. Ils sont par exemple à l'origine de la reformulation des indications des médicaments antidépresseurs, dont on a vu qu'elles pouvaient favoriser la mise sur le marché de produits à l'efficacité thérapeutique incertaine. Mais dans d'autres cas, les groupes de travail aboutissent à des recommandations ou à des « guides » présentant un intérêt pour la communauté médicale en général. Ainsi la publication et la diffusion – heureusement assez large – d'un petit livre définissant ce que doivent être les *Bonnes Pratiques cliniques* ou d'un autre sur *Le Bon Usage des médicaments* ont-ils été rendus possibles.

LE SCANDALE DES « PHASES IV »

Quand le médicament a été commercialisé, on procède à une évaluation en conditions réelles d'utilisation de son efficacité, de sa tolérance et de ses indications : ce sont les « phases IV ». Certaines ne sont guère différentes des essais de phases II et III, car les critères d'inclusion demeurent très discriminatifs – c'est-à-dire non représentatifs des populations consommatrices de médicaments – et les investigateurs sont souvent les mêmes que lors des phases II ou III. Dans d'autres cas, les plus intéressants, ces phases IV sont conduites à une grande échelle, pratiquement en conditions réelles d'utilisation, sur des patients tout venant, grâce à de très nombreux investigateurs dont les résultats sont ensuite rassemblés.

Autrefois, en France, les phases IV étaient le plus souvent une activité « alimentaire » pour les médecins du secteur libéral qui recevaient une rémunération moyennant quelques lignes d'observations par patient – ce qui n'avait aucune valeur scientifique. En revanche, ces phases IV devenaient des incitations à la prescription, puisque le malade de ville se voyait délivrer une ordonnance pour un médicament qu'il achetait en pharmacie et qui était remboursé par la Sécurité sociale. Depuis la loi Huriet, le médicament doit être fourni à l'investigateur et n'est plus payé par la Sécurité sociale. Cela permet cependant au prescripteur de prendre de « bonnes habitudes de prescriptions ».

Là n'est pas le plus important. On sait que, lorsque le médicament est commercialisé, on dispose, sur la seule base du contenu de l'autorisation de mise sur le marché, d'une information minimale sur l'efficacité et la tolérance du produit. Rappelons, en effet, que des psychotropes à très grande diffusion auront été étudiés au mieux, pour les besoins du dossier, sur quelques milliers de patients, alors qu'en conditions réelles ce sont des centaines de milliers de malades qui sont concernés. Ces malades, de surcroît, n'ont à obéir à aucun critère d'inclusion restrictif puisqu'il s'agit du tout venant de la clientèle du prescripteur, quels que soient l'âge, les pathologies associées, les conditions de vie, les habitudes alimentaires, les autres médicaments prescrits, etc. C'est sur cette population-là qu'il importerait d'avoir le plus d'informations, alors que seule la pharmacovigilance prend en compte, par le truchement des notifications, les effets secondaires graves qui pourraient survenir.

Or les phases IV sont suscitées, construites au plan méthodologique, exploitées quant au traitement statistique des données et, bien sûr, financées par les industriels et eux seuls. Certes, les investigateurs et le leader d'opinion ou coordonnateur d'une étude nationale ont fait un travail que personne ne songe à critiquer. Ils ont même parfois le droit de participer à l'élaboration du protocole, ce qui n'est pas toujours le cas, sauf sur des points de détail. Mais une fois que le travail a été réalisé, et il l'est souvent en double insu, tout échappe aux investigateurs et aux coordonnateurs. Le recueil des données est effectué par l'industriel qui en assure le stockage, le poolage et l'exploitation statistique permettant une interprétation des résultats et des conclusions. Quels seraient d'ailleurs les investigateurs cliniciens, voire les coordonnateurs, capables de réaliser par eux-mêmes l'exploitation statistique des données ? C'est donc le laboratoire qui décide, et lui seul, de ce qu'il convient de dire des effets secondaires, de la tolérance, de l'efficacité comparative, de la sécurité et des propriétés thérapeutiques. L'ensemble sera publié sous le nom des investigateurs et des coordonnateurs avec parfois la participation parmi les signataires de collaborateurs du laboratoire. Ces travaux donneront lieu à des articles qui paraîtront dans des revues dépendant financièrement, pour les annonces publicitaires, du même laboratoire, seront présentés dans des symposia ou des congrès internationaux où les présentateurs seront intégralement pris en charge et souvent financés par le laboratoire. Quelle peut être la crédibilité du résultat de ces travaux pour le médecin prescripteur (qui ignore en général tout des détails qui viennent d'être exposés) et pour les pouvoirs publics ?

Ces travaux de phase IV, qui ne peuvent remplir leur rôle crucial d'information pour le prescripteur puisqu'ils sont réalisés sans aucune indépendance, peuvent jouer un autre rôle qui amène à des débords de prescriptions en dehors des indications validées. Lorsque l'on publie, après la commercialisation du médicament, les effets positifs d'un antidépresseur inhibiteur de la recapture de la sérotonine dans le traitement de schizophrènes déprimés, n'incite-t-on pas le prescripteur à utiliser cet antidépresseur, certes en association avec les neuroleptiques, dans une pathologie qui n'a jamais donné lieu à des essais thérapeutiques de grande envergure pour vérifier l'absence de risque chez ces malades ? Non pas seulement que le marché des antidépresseurs déborde sur celui de la schizophrénie, mais, plus précisément, que des antidépresseurs psychostimulants puissent faire courir à des schizophrènes le risque d'une activation ou d'une réactivation de leurs délires, ou encore produire des états d'excitation maniaque.

De même, aux États-Unis, la FDA a relevé récemment la publication, dans une très grande revue internationale, d'un essai concernant les effets d'un antidépresseur inhibiteur de la recapture de la sérotonine sur le syndrome prémenstruel. On peut dire qu'il s'agit là d'une publicité pour une indication non validée par d'autres essais et par l'opinion des pouvoirs publics. Le lecteur de cette publication ne retiendra qu'une seule notion, celle que ce médicament qu'il a l'habitude d'utiliser très couramment est également utile dans une indication à laquelle il n'avait pas pensé jusqu'alors. Comme de surcroît on baptise « dépression » beaucoup de situations cliniques, et comme on a martelé à l'opinion que la sérotonine était responsable, au-delà de la dépression et des troubles obsessionnels-compulsifs, des troubles les plus divers, tels que la boulimie, le comportement sexuel excessif, la tendance pathologique au jeu, l'impulsivité, la violence, l'agressivité, les tentatives de suicide, etc., on comprend que les produits qui se recommandent d'une action sur la sérotonine aient de très larges indications et un bel avenir commercial devant eux. D'autant que nul discours académique ne vient apporter un peu de mesure et pousser le médecin prescripteur à la réflexion.

La relativité des études de phase IV et la fluctuation de leurs résultats s'expriment enfin de manière très claire lorsque les mêmes études sont réalisées par des laboratoires différents qui mettent en compétition, avec des résultats différents, leurs médicaments. En témoigne cet article publié en 1994, dont le tiré à part a été traduit en français et diffusé en France auprès des médecins généralistes, qui étudie cinq inhibiteurs de la recapture de la sérotonine en référence à trois antidépresseurs tricycliques [1]. « La fluvoxamine, concluent notamment les

---

1. I. M. Anderson, D. M. Domenson, « Efficacité antidépressive des inhibiteurs sélectifs de la recapture de la sérotonine et des antidépresseurs tricycliques : méta-analyse des études comparatives », *Journal of Psychopharmacology*, 1994, 8 (4).

auteurs de cet article, est le seul IRS dont les études sur des patients hospitalisés ont permis de démontrer une efficacité équivalente à celle des antidépresseurs tricycliques de référence. » Bien entendu, ce travail est commandité et diffusé par le laboratoire qui commercialise la fluvoxamine. Nul doute que l'on peut retrouver des résultats identiques, mais privilégiant un autre IRS, selon le laboratoire qui a commandité et diffusé l'étude...

Un organisme indépendant : l'ANDEM

L'Agence nationale pour le développement de l'évaluation médicale (ANDEM) est intervenue récemment de manière importante, directement ou indirectement, dans l'information sur les bonnes stratégies thérapeutiques en psychiatrie ou le bon usage des médicaments psychotropes. Ces interventions se sont faites soit par l'organisation des références médicales qui, livrées aux partenaires conventionnels, ont fourni les références médicales opposables (RMO), soit par l'encadrement logistique de deux importantes conférences de consensus dans le domaine des troubles psychiques. Dans les deux cas, l'ANDEM a fonctionné sur la base de la rigueur, du professionnalisme et de l'indépendance. Vite repérée, cette indépendance n'a certes pas laissé indifférents les groupes de pression qui ont essayé de placer leurs représentants dans différentes instances. Mais le principe même de fonctionnement en groupes de travail extrêmement diversifiés et l'obligation théorique de déclarer les possibles conflits d'intérêts ont tout de même empêché qu'elle soit trop altérée. En outre, par le truchement de son Service de médecine libérale, qui s'appuie sur un réseau de groupes régionaux, l'ANDEM a largement associé les médecins généralistes à ses activités. C'était la garantie de voir exprimées les réalités du terrain.

Un véritable esprit et une connaissance des méthodes

d'évaluation ont ainsi pu être diffusés. Mais on pourrait tirer un meilleur bénéfice encore d'une plus vaste diffusion de ce savoir-faire qui sensibiliserait les médecins prescripteurs à la nécessité d'adopter une attitude critique à l'égard des informations qui leur sont abondamment fournies. Par exemple, les grilles de lecture des publications concernant les essais thérapeutiques mériteraient d'être connues et utilisées par tous les médecins prescripteurs.

LES RECOMMANDATIONS ET LES RÉFÉRENCES MÉDICALES OPPOSABLES

La qualité des recommandations issues des groupes de travail de l'ANDEM est remarquable et mériterait d'être largement diffusée auprès des prescripteurs autrement que sous la forme contraignante et extrêmement réduite des références médicales opposables (RMO). Divers thèmes ont déjà été traités : la prescription des hypnotiques et des anxiolytiques, le suivi des psychotiques, la prescription des neuroleptiques, les antidépresseurs.

Certaines recommandations concernant les anxiolytiques et les hypnotiques revêtent toutefois un caractère irréaliste dans leur application. Un exemple en est donné par la limitation dans le temps de la prescription des benzodiazépines anxiolytiques ou hypnotiques. Cette limitation n'est pas compatible avec les centaines de milliers de malades qui consomment régulièrement, depuis des années, ces médicaments. Les médecins ont donc le sentiment que l'on ne tient pas compte de la réalité de leur pratique professionnelle. Certes, très peu d'entre eux sont capables de réaliser en ambulatoire, dans des conditions de sécurité, un sevrage aux benzodiazépines. Cela ne leur a jamais été enseigné. Mais le fait que les malades soient devenus dépendants leur échappe aussi très souvent. C'est pourquoi, critiquant les références médicales qui sont fondées à la fois sur le bon sens et sur des principes élémentaires de pharmacologie clinique, ils revendiquent que leur seule pratique quotidienne et ses modalités deviennent valeur de référence. Ce constat donne une idée réaliste de la situation de la prescription des médicaments psychotropes dans notre pays.

Il est vrai aussi que des sources très diverses fournissent des recommandations aux prescripteurs et qu'elles peuvent entraîner, si elles ne sont pas suivies, des sanctions. Le professeur Ginestet, dans une lettre adressée au *Quotidien du médecin* le 6 avril 1995, a relevé un certain nombre de divergences dans ces recommandations et pose une question qui reste ouverte : « Entre les indications officielles accordées par les AMM, les fiches de transparence diffusées par l'Agence du médicament, les conférences de consensus et les RMO, des contradictions surgissent : qui les arbitrera? »

LES CONFÉRENCES DE CONSENSUS
EN PSYCHIATRIE

L'ANDEM a contribué à l'organisation de deux conférences de consensus en psychiatrie. L'une en janvier 1994, sur le thème « Stratégies thérapeutiques à long terme dans les psychoses schizophréniques », qui a fait date pour les professionnels, l'autre en janvier 1996, consacrée aux dépressions de l'enfant. Grâce à l'ANDEM, il apparaît maintenant dans l'esprit des médecins que l'on ne peut plus qualifier de conférences de consensus la réunion de personnes de bonne compagnie qui se quittent après s'être mises d'accord. Pour mériter le label, il faut obéir à une procédure, suivre une méthodologie, et observer des règles qui garantissent à la fois la pluralité des opinions exprimées et l'indépendance des conclusions finales. L'organisation de « conférences de consensus » par des entités qui peuvent être à la fois juge et partie ne peut aboutir qu'à des conclusions dont la crédibilité serait contestable. Il en va de même de celles que l'industrie pharmaceutique organiserait intégralement, n'invitant que des experts qui seraient ses propres leaders d'opinion.

On regrettera néanmoins que les résultats de conférences de consensus, leurs recommandations, voire leur texte intégral, ne soient pas largement, ni systématiquement, diffusés dans le corps médical. Pourtant, les vecteurs qui pourraient permettre une telle diffusion ne manquent pas. D'autre part, l'évaluation de l'impact de ces conférences de consensus n'est pas systématiquement organisée. C'est dommage, car, en cas d'absence totale d'efficacité, on pourrait alors envisager plus facilement des actions spécifiquement ciblées sur les points qui n'auraient pas donné lieu à la modification des pratiques.

Des caisses d'assurance maladie sans moyens

A l'heure actuelle, même si la situation est en train de changer, les caisses d'assurance maladie n'ont pas les moyens de fournir toutes les informations utiles sur les caractéristiques de la prescription des médicaments remboursés, car elles n'ont pas accès au code de chaque spécialité médicamenteuse. Elles en sont donc réduites à des enquêtes et à des sondages reposant sur des échantillons limités de la population médicale. Certes, les résultats obtenus sont précieux, mais ils ne peuvent pas donner lieu à une généralisation. A titre d'exemple, je citerai l'enquête présentée à Euromédecine, en novembre 1994, par des responsables de la CNAMTS – C. Megnigbeto, P. Finder et M. Ricatte – et qui portait sur « Le comportement des médecins et des pharmaciens face à la limitation réglementaire de la durée de prescription des anxiolytiques et des hypnotiques en mai 1993 ».

Rappelons tout d'abord que, par arrêté du 7 octobre 1991, les pouvoirs publics ont limité la durée de prescription des hypnotiques à quatre semaines et celles des anxiolytiques à douze semaines. L'enquête de la CNAMTS visait à cerner la conformité de la prescription avec la loi. Sur près de cent vingt-huit mille ordonnances analysées, 14,81 % comportaient au moins la prescription d'un médicament à visée hypnotique ou anxiolytique. Les règles de durée de prescription ont été respectées dans 78,5 % des cas. La posologie, quant à elle, n'était indiquée que dans 87,7 % des cas. 83 % des prescriptions avaient été faites par des médecins généralistes. Enfin, le nombre moyen de médicaments était de 3,24 par ordonnance. La prescription d'anxiolytiques et/ou d'hypnotiques s'accompagne d'un nombre moyen plus élevé de médicaments par ordonnance. En effet, les ordonnances sans anxiolytique et sans hypnotique comportent en moyenne 2,9 médicaments, alors que les ordonnances avec anxiolytique et/ou hypnotique comportent un nombre moyen de 5,15 médicaments.

Voici le type d'études qui peuvent être réalisées par les caisses d'assurance maladie. Elles paraissent arides, mais elles reflètent la réalité. Leur ampleur et la richesse de leurs informations seront évidemment beaucoup plus importantes lorsqu'il existera une informatisation du recueil des données.

Chapitre IV

CONTRE LA « PENSÉE UNIQUE »

De nos jours, la clinique académique, celle que l'on enseigne à l'université, est totalement d'origine nord-américaine. La recherche y gagne peut-être, mais pas la réalité de terrain, c'est-à-dire le patient en tant qu'individu. Alignée sur le modèle des maladies somatiques, c'est en effet une clinique théorique qui ne tient compte que des symptômes. Bien qu'ils soient subjectifs, ceux-ci sont considérés dans ce système comme objectifs. Ils deviennent alors des cibles pour les médicaments psychotropes.

Le médecin ne peut être que déconcerté par le hiatus entre la représentation officielle de la clinique et ce qu'il constate dans sa pratique, face au malade. Mais tout le pousse à adopter, comme la majorité de ses confrères, un comportement rassurant, médicalisé : prescrire. Tel spécialiste pourra donc confesser : « Je prescris parce que je ne sais pas faire autre chose. »

Que pourrait-il faire d'autre, en effet, dans un environnement (formations, revues, colloques, informations) où la prescription est la seule alternative qui lui soit proposée ? D'une même voix, discours académiques et discours promotionnels de l'industrie pharmaceutique évacuent, pêle-mêle, l'analyse psychopathologique du sujet, les nombreuses grilles de lecture possibles, le sens pour le malade, l'analyse du contexte et des systèmes de communication, les diverses formes de psychothérapie... Tout cela est passé sous silence, à peine évoqué, voire disqualifié. A l'étranger, pourtant, la situation est différente. Ainsi, en Grande-Bretagne et en Allemagne, le discours académique véhicule une représentation beaucoup plus riche de la clinique psychiatrique et des stratégies thérapeutiques qui sont plus en adéquation avec la pratique professionnelle quotidienne.

Les études épidémiologiques sont-elles crédibles ?

Évaluer l'adéquation, voire la pertinence [1], des stratégies thérapeutiques, suppose que nous disposions d'études crédibles sur les pathologies des consommateurs de médicaments psychotropes. Hormis de rares enquêtes limitées dans leur portée, ces études n'existent pas. Pour combler cette lacune, certains ont essayé de comparer des données épidémiologiques sur les pathologies psychiatriques et les volumes de prescriptions des différentes classes de médicaments psychotropes. L'exercice est artificiel, notamment parce que les études épidémiologiques souffrent de critiques qui ont trait, pour l'essentiel, aux quatre points suivants : la nature des critères cliniques de diagnostic utilisés dans le cadre de ces études ; le fait d'extrapoler à la France des données étrangères recueillies dans un contexte culturel différent du nôtre, ce qui est difficilement acceptable en l'espèce, les troubles psychiques ne possédant pas le caractère objectif d'une maladie somatique ; la confusion, souvent entretenue dans l'esprit

---

1. On a trop tendance à raisonner comme si tout diagnostic psychiatrique nécessitait obligatoirement la prescription d'un psychotrope. On oublie que le médicament n'est pas la seule réponse à un trouble psychique.

des médecins, sur ce que représente la réalité des chiffres annoncés (incidence, prévalence, fréquence) ; la généralisation abusive à l'ensemble de la population française des résultats d'études dont la portée ne peut dépasser les caractéristiques de l'échantillon utilisé.

Prenons l'exemple de l'épidémiologie de l'anxiété. D'après le rapport Legrain, « il existe une seule étude épidémiologique récente française qui respecte les exigences méthodologiques [...] pour la détermination des taux de pathologies anxieuses et dépressives. [...] Cette enquête en population générale a eu lieu dans une "ville nouvelle" de la banlieue parisienne en 1987. L'échantillon ne peut pas être considéré comme représentatif de la population française [1]. » Pourtant, quelques pages plus loin, le rapport présente cette étude, au demeurant d'excellente qualité, tout à fait différemment : « Au total, les études épidémiologiques françaises démontrent un taux important de troubles anxieux dans la population générale et parmi les consultants en médecine libérale. Dans la population générale, 11 % environ des hommes et 23 % des femmes souffrent un moment dans leur vie d'un trouble anxieux isolé d'importance clinique [2]. » On est ainsi passé d'une « ville nouvelle » à la « population générale »... Quant aux chiffres annoncés, ce sont des chiffres de prévalence, c'est-à-dire de probabilités, sur une vie entière. Très vite, cependant, ils sont devenus, dans la plupart des publications qui ont repris le rapport Legrain, des chiffres de fréquence absolue dans la population française à un moment donné. En gonflant la fréquence des pathologies, on justifiait du même coup le volume important des prescriptions...

Même dans le cas d'études bien menées, la nature des critères cliniques de diagnostic doit être nuancée. Ce sont exclusivement des outils de recherche. Autrement dit, ils constituent le moins mauvais compromis pour des tra-

---

1. Rapport Legrain, *op. cit.*, p. 45.
2. *Ibid.*, p. 48.

vaux d'allure scientifique, mais ne représentent pas la réalité d'un diagnostic clinique dans le cadre de l'entretien médical. Afin de pouvoir interpréter la nature pathologique ou non des symptômes constatés au cours de la consultation même, le médecin doit tenir compte de beaucoup plus d'éléments que ces simples critères. Ceux-ci sont quasiment des modèles théoriques, certes indispensables à la recherche, mais qui ne peuvent pas se substituer à la richesse de la clinique psychopathologique. Pour cette raison, à méthodologie identique, ce n'est pas la même chose d'évaluer dans une population donnée la prévalence du diabète insulino-dépendant, de l'ulcère duodénal, ou d'un épisode anxieux : ces troubles sont de nature différente, les concepts diagnostiques n'ont pas la même solidité et les évaluations en psychiatrie n'ont pas de reproductibilité fiable chez le même sujet au cours du temps.

Cette « clinique pour la recherche » a contribué à atomiser les concepts cliniques. Ainsi, la dépression s'est éparpillée en une série de sous-ensembles de construction purement théorique. L'utilisation de ces critères diagnostiques pour des études épidémiologiques aboutit à des aberrations. Fort heureusement, des chercheurs de grande renommée internationale commencent à prendre vigoureusement position à ce sujet. H. M. Van Praag [1], par exemple, décrit une très vaste étude réalisée en 1994 aux États-Unis sur un échantillon de huit mille personnes âgées de dix-huit à cinquante-quatre ans qui ont été tirées au sort dans la population générale. Dans cette étude, la prévalence d'un trouble psychiatrique était de 50 % sur la vie entière et de 30 % sur un an, résultats d'ailleurs conformes à ceux trouvés, en 1993, par le programme d'épidémiologie de l'Institut national de la santé mentale aux États-Unis. « Ces résultats, déclare Van Praag, manquent totalement de crédibilité. Ainsi, la moitié de la

---

1. H. M. Van Praag, « Concerns About Depression », *Eur. Psychiatry* (1995), 10, p. 269-275.

population étudiée aurait eu un trouble mental au moins une fois pendant son existence ? Imaginez ce qu'auraient été ces chiffres si on avait inclus dans l'étude des sujets jusqu'à soixante-quinze ans. On aurait alors pu s'attendre à des chiffres de prévalence approchant les 100 %. »

De telles études donnent à réfléchir. Soit elles n'ont effectivement aucun sens clinique dans la réalité quotidienne, soit elles amènent à reconsidérer fondamentalement les différences entre le normal et le pathologique.

Comprendre les données épidémiologiques nécessite, il ne faudrait pas l'oublier, une certaine formation et une parfaite connaissance du sens des termes qui sont utilisés. Or le prescripteur de base n'est familiarisé ni avec les méthodes de calcul ni avec leurs limites. Impressionné par la magie des chiffres, il accepte le discours qu'on lui tient sur ce qu'il pense être la fréquence de l'anxiété ou de la dépression pathologique dans la population générale et dans la clientèle qui est la sienne. Nous sommes tous plus ou moins anxieux et la visite chez le médecin renforce souvent cette anxiété ; il lui est facile alors de prendre pour de la pathologie ce qui n'est que l'état normal d'un être humain qui connaît des soucis. De plus, les études épidémiologiques en psychiatrie ont des particularités qui n'existent pas dans les pathologies somatiques.

Un livre récent, *Textbook in Psychiatric Epidemiology*, fait le point sur les limites d'interprétation des études et sur les conclusions que l'on peut en tirer [1]. On y apprend que certains calculs nécessitent que l'on tienne compte de la « durée moyenne de l'affection ». Mais quel est le sens de cette expression pour des troubles à variabilité extrême qui peuvent être périodiques, intermittents, ou ne survenir qu'une seule fois ? Quand on diagnostique une psychose maniaco-dépressive chez deux individus différents, qui peut prédire le nombre d'accès que chacun fera au cours des dix années à venir ? De même, l'anxiété n'est pas

____

1. M. T. Tsuang, M. Tohen, G. E. P. Zahner, *Textbook in Psychiatric Epidemiology*, Wiley-Liss Editor, 1995.

un phénomène immuable. Les variations anxieuses sont très souvent fonction d'événements personnels, collectifs, voire saisonniers, comme l'apparition de la feuille d'impôts... Quelle valeur accorder à des informations recueillies *a posteriori* sur le seul souvenir des patients? Comment prendre en compte la variabilité pathologique selon la tranche d'âge si l'on ne dispose pas d'une pyramide des âges de la population étudiée? Comment comparer des études épidémiologiques entre elles quand les critères diagnostiques et les techniques de recueil ont changé? Il est tout à fait possible de modifier les taux de prévalence d'un trouble psychique en changeant les critères diagnostiques. Le fameux DSM, manuel de critères diagnostiques universels des troubles psychiques, en est ainsi à sa quatrième version. Entre le DSM-I et le DSM-IV, le nombre d'entités psychopathologiques définies selon ses critères est passé de cent quatre-vingts à plus de trois cents! Il est donc totalement abusif de justifier par les résultats des études épidémiologiques les besoins en psychotropes de la population.

Même les laboratoires pharmaceutiques se laissent abuser par des fournisseurs de données épidémiologiques. Ces données représentent pour eux un intérêt non négligeable, surtout lorsqu'elles sont prospectives dans le temps, dans la mesure où elles permettent d'orienter la recherche. Or certaines entreprises de services qui travaillent pour l'industrie pharmaceutique favorisent la représentation d'une médicalisation exclusive des troubles psychiques et du traitement exclusif par médicaments, c'est-à-dire la perspective de marchés futurs intéressants. Cognos, une entreprise nord-américaine, vend ainsi aux industriels un document intitulé *Unmet Needs in Psychiatric diseases*, dont le but est d'expliquer quels sont les besoins non encore couverts dans le domaine des maladies psychiatriques. Un avertissement stipule que Cognos ne garantit en rien la fiabilité, la précision et la prédictibilité des données qui figurent dans ce document.

Ces « besoins » paraissant faramineux, l'industriel achète le droit de rêver. Le mot « maladie », accolé à « psychiatrie », renforce l'impression d'une médicalisation et le sérieux de l'opération – alors même que le plus réducteur des manuels de classification nord-américains, le DSM-IV, ne parle que de « désordres ». Présentés pays par pays, les « besoins non encore couverts » sont le résultat de pseudo-données épidémiologiques de prévalence des troubles qui reposent sur des « entretiens approfondis avec des médecins leaders d'opinion et des chercheurs dans les pays cités ». On croit rêver...

Et pourtant, c'est à partir de ce type de documents que naissent les concepts cliniques nouveaux dans l'esprit des responsables de marketing de l'industrie pharmaceutique. Ils seront ensuite « validés » par des leaders d'opinion appartenant au milieu médical et serviront plus tard, à défaut d'avoir découvert de « nouvelles molécules », à obtenir des extensions d'autorisation de mise sur le marché. Grâce à Cognos, nous sommes ainsi en mesure d'annoncer aux industriels ce que devraient être les « innovations du futur », à savoir, en vrac : des traitements médicamenteux des phobies sociales (timidité), de la boulimie, de l'anorexie ; un marché des troubles du sommeil multiplié par trois ; le traitement médicamenteux de l'alcoolisme et de la dépendance à la cocaïne. On propose aussi d'« éduquer le marché » des médecins généralistes. Pour cela, on produit une estimation de la prévalence des troubles dépressifs, de 1993 à 2008, dans différents pays. Pour la France, la croissance de la pathologie en milliers de cas est indiquée aux échéances 1993, 1998, 2003 et 2008. C'est totalement ahurissant, mais des chefs de produit vont s'en inspirer qui auront le choix entre « major depression », « dysthymia », « minor depression », « depression (all) »... Ainsi fabrique-t-on les réalités que le généraliste aura à reconnaître dans son cabinet en 1998 ou en 2003. Tout est déjà écrit...

Le règne de la « pensée unique »

Le discours académique, c'est-à-dire celui des universités et des institutions scientifiques, est en principe, dans le domaine médical, le discours référence de la formation et de l'information. Le discours de l'industrie pharmaceutique, en matière de pathologies traitées par des médicaments comme dans le domaine de la prescription de psychotropes, devrait donc *suivre* le discours académique. Or il semble que ce soit souvent l'inverse qui se produise : le discours promotionnel des laboratoires *précéderait* le discours académique.

On sait les liens étroits qui existent entre de nombreux leaders d'opinion du secteur académique et l'industrie pharmaceutique. Il n'est donc pas étonnant qu'ils relayent le discours promotionnel, conférant à celui-ci une crédibilité supplémentaire. Ce mélange des genres ne permet pas à une même personne de prendre, selon le lieu où elle se trouve, des positions différentes. Comment peut-on être, à titre quasiment bénévole, expert indépendant pour les pouvoirs publics lorsque l'on est en même temps le consultant bien rémunéré, parfois le prestataire de services, ou simplement l'obligé d'une firme pharmaceutique ? Qui finance contrôle, entravant ainsi la liberté d'expression.

PETITE HISTOIRE DE LA PSYCHIATRIE FRANÇAISE

Le milieu psychiatrique français est plutôt stratifié. On compte moins de cent psychiatres hospitalo-universitaires, alors que les psychiatres de service public sont quatre mille et les spécialistes exerçant en libéral, six mille. C'est que la psychiatrie universitaire est récente : 1968, date à laquelle elle s'est séparée de la neurologie. Auparavant, des professeurs de neuropsychiatrie – en fait des neurologues –, enseignaient accessoirement quelques heures de psychiatrie aux étudiants tout en conservant de cette discipline une vision purement neurologique. Rares étaient en France les hôpitaux comportant des chaires de psychiatrie universitaire, comme c'était le cas à la Salpêtrière pour la pédopsychiatrie, ou à l'hôpital Sainte-Anne pour la psychiatrie d'adultes. A Sainte-Anne, cependant, Jean Delay était titulaire de la chaire des maladies mentales et de l'encéphale, manière de dire que la neurologie exerçait toujours sa tutelle. Bien entendu, il existait de fait un enseignement dans les hôpitaux psychiatriques – les asiles de l'époque – sous l'impulsion de ceux que l'on appelait les « aliénistes ».

Les psychiatres ont toujours été très divisés entre eux [1]. Les relations entre les psychiatres de secteur public non universitaires et les psychiatres universitaires, quand elles existaient, n'ont jamais été bonnes. Aujourd'hui, la situation n'a pas changé fondamentalement. Du fait de sa filiation avec la neurologie, la psychiatrie universitaire était plutôt organiciste et biologisante. En revanche, au sein de la psychiatrie dite de secteur, les psychothérapies – en particulier analytiques – et les traitements institutionnels ont connu un développement important. C'est dans ce contexte d'antagonisme et de divergences théoriques que l'année 1952 marque une étape cruciale dans l'histoire de la psychiatrie. A l'hôpital Sainte-Anne, Jean Delay et son élève Pierre Deniker inaugurent l'ère des traitements médicamenteux des troubles psychiques en découvrant les propriétés thérapeutiques du premier neuroleptique : la chlorpromazine.

Dès lors, l'École de Sainte-Anne va connaître un prestige et une influence considérables. La découverte de la chlorpromazine est capitale puisque toute la psychopharmacologie, le traitement médicamenteux des psychoses schizophréniques, puis des dépressions et des troubles anxieux, en découlent. Jean Delay et ses élèves, ainsi que tous ceux qu'ils formeront par la suite, se placent dans

---

1. Aujourd'hui encore, on dénombre pas moins de cinq syndicats de psychiatres.

une perspective centrée sur le médicament, les recherches qui l'entourent et les concepts qu'ils alimentent. C'est sur cette base que la psychiatrie biologique prendra son essor. Au même moment, un élève de Jean Delay, P. Pichot, développe le corollaire logique de l'extension du médicament : la psychiatrie quantitative et les échelles du comportement.

La découverte des propriétés du premier médicament psychotrope a nécessairement conditionné chez les médecins investigateurs un compagnonnage privilégié avec l'industrie pharmaceutique, les succès commerciaux des uns se développant en étroite intrication avec la notoriété des autres. Petit à petit, le médicament psychotrope et la prescription sont devenus le pré-carré non seulement des universitaires de Sainte-Anne et de leurs élèves, mais de la psychiatrie universitaire en général. La psychiatrie libérale, quant à elle, a privilégié une pratique professionnelle plus éclectique. L'expérience de formation des psychiatres libéraux, de par leur passage dans les services non universitaires de la psychiatrie publique, leur permettait en effet d'être confrontés à des diversités d'opinions, de courants théoriques et de pratiques professionnelles.

Ce bref rappel historique voudrait montrer pourquoi le discours dominant dans le milieu académique est essentiellement alimenté par la suprématie de la prescription médicamenteuse et par celle de la psychiatrie quantitative. Les élèves des premiers temps ont eux-mêmes formé des successeurs qui ont essaimé en d'autres lieux, contribuant à développer un enseignement et des représentations qui fonctionnent un peu sur le mode de la pensée unique. Tout ce qui relève des sciences humaines, de la psychopathologie au sens large, des psychothérapies et de la psychanalyse, n'a pu se développer dans le milieu universitaire que de manière très minoritaire dans certaines villes de province, comme à Lyon et à Strasbourg. A Paris, le développement de courants de pensée différents, débouchant nécessairement sur des pratiques professionnelles différentes, s'est avérée impossible à Sainte-Anne. Des personnages importants pour l'histoire de la psychiatrie (Ajuriaguerra, Lacan, Green, etc.) ont dû quitter cet établissement pour pouvoir développer leur pensée et leurs travaux. Pour ces raisons historiques, on peut dire que la psychiatrie universitaire ne représente la réalité ni de la psychiatrie publique ni de la psychiatrie libérale et qu'elle dispense un enseignement extrêmement orienté.

La situation est beaucoup plus diversifiée à l'étranger. Certes, il ne faut pas se fonder sur les grands colloques internationaux – Association mondiale de psychiatrie, Collège international de neuro-psycho-pharmacologie, Association mondiale de psychiatrie biologique, Association américaine de psychiatrie – dont le financement dépend pour l'essentiel de l'industrie pharmaceutique et qui servent de vitrines à des colloques satellites consacrés aux médicaments psychotropes. En revanche, on doit constater qu'en Angleterre, en Allemagne ou aux Pays-Bas, l'enseignement fourni par la psychiatrie universitaire est beaucoup plus éclectique qu'en France. Une harmonisation européenne du contenu des enseignements, si elle n'est pas complètement utopique, amènerait sans doute un jour à une modification de l'enseignement de la psychiatrie universitaire française.

LES SUJETS TABOUS DE L'ENSEIGNEMENT
DE LA PSYCHIATRIE

Au sein du milieu chargé de l'enseignement, de la formation et de l'information, on trouve deux situations bien distinctes. Certains, pour des raisons idéologiques – c'est cela, la liberté d'expression –, défendent une vision purement organiciste des troubles psychiques ; pour eux, il n'existe qu'une seule solution : la prescription systématique de médicaments. D'autres défendent les mêmes positions, mais leurs raisons sont moins nobles, beaucoup plus liées à des intérêts financiers personnels. Cela ne serait pas grave si l'essentiel du discours académique apportait des nuances et permettait de dispenser une formation et une information diversifiées. Or il n'en est rien. Une « pensée unique » se développe à travers l'enseignement, les écrits, les conférences et, d'une manière générale, tous les moyens du savoir officiel. C'est préoccupant, comme l'est aussi l'existence de sujets tabous, abordés nulle part, car jugés potentiellement dangereux pour la pensée unique.

Les débats d'idées qui fourmillent à l'étranger sont impensables en France. Pour ne prendre qu'un exemple, qui s'est fait l'écho du débat lancé en 1994 par John Maddox, le rédacteur en chef de la revue *Nature*, qui dénonçait « l'injustifiable lenteur » des institutions académiques quand il s'agit de contrôler plus sérieusement les implications de leurs membres avec des compagnies commerciales [1] ? Impensable également en France cette série d'articles didactiques sur l'utilisation du placebo publiés dans la revue *The Lancet* [2]. Ces tabous-là sont éventuellement abordés en France en dehors de l'enseignement académique par le milieu psychiatrique non universitaire (mais quelle en est sa portée et de quelles tribunes dispose-t-il ?). De même, on cherchera en vain, dans le discours académique, la trace d'un débat sur la pertinence du modèle médical comme seule référence à la psychiatrie clinique et du traitement médicamenteux comme unique stratégie de soins. On en est réduit à lire la littérature de langue anglaise pour constater que cette mise en question est vigoureuse et qu'il existe d'autres opinions que celles qui prévalent en France. Ce déficit de l'information ne peut que nuire à la formation des psychiatres et

---

1. John Maddox, « Academics in Business Mix Poorly », *Nature*, vol. 3771, 13 octobre 1994, p. 555.

2. Le premier de la série mettait en valeur les effets du placebo dans les pratiques de soins : D. M. Chaput de Saintonge, A. Herxheimer, « Harnessing Placebo Effects in Health Care », *The Lancet*, vol. 344, 8 octobre 1994, p. 995-998.

des généralistes, à la recherche clinique et aux stratégies thérapeutiques proposées aux patients [1].

Les travaux de l'Organisation mondiale de la santé en psychiatrie, totalement alignés sur le modèle nord-américain, sont considérés comme des dogmes en France. Il suffit que l'OMS le dise pour que tous les journaux médicaux destinés aux médecins généralistes annoncent en première page : « 24 % de troubles psychiatriques dans la clientèle du médecin généraliste ». Or, on constate, pour rester dans la comparaison avec la Grande-Bretagne, que les débats d'idées existent à ce sujet. Un article publié dans le *British Journal of Psychiatry* en 1994 met ainsi en cause le concept d'une expression univoque, grâce à des outils diagnostiques internationaux, de l'universalité des troubles psychiques [2]. Certes, des voix s'élèvent dans notre pays, mais elles le font le plus souvent en dehors du discours académique, donc sans tribune ni portée réelle sur la réflexion du médecin prescripteur [3]. Et lorsque des voix isolées et courageuses se font entendre dans le milieu académique pour ramener à plus de raison, elles se heurtent aussitôt à des réactions d'une violence inouïe. La question du DSM-IV est au centre du débat qui commence seulement à s'ouvrir. C'est avec pertinence, bon sens, mais un peu de timidité que M. Ferreri note : « La tendance classi-

---

1. Voici quelques exemples récents, tirés de la littérature internationale, qui montrent quels sont les sujets qui n'ont pas droit de cité dans l'enseignement officiel en France : A. Sims, « Psyché : Spirit as Well as Mind? », *British Journal of Psychiatry* (1994), 165, p. 441-446 ; F. M. Mai, « Clinical and Basic Science Aspects of the Bio-Psycho-Social Model », *Journal of Psychiatry and Neuroscience* (1995), vol. 20, 5, p. 335-336 ; A. Karlsson, M. Kamppinen, « Biological Psychiatry and Reductionism », *British Journal of Psychiatry* (1995), 167, p. 434-438.

2. V. Patel, M. Winston, « Universality of Mental Illness Revisited : Assumption, Artefacts and New Directions », *British Journal of Psychiatry* (1994), 165, p. 437-440.

3. *Cf.* par exemple l'article de L. Ottavi et J.-C. Malval, « Le symptôme et le savoir sans sujet », *L'Information psychiatrique* n° 2, février 1995, p. 148-152, où les auteurs questionnent un savoir sur les troubles psychiques qui aurait éliminé le sujet et serait réduit aux seuls symptômes.

fiante trop systématique et uniquement descriptive aboutit dans le relevé de signes cliniques à une fragmentation qui peut devenir excessive et engendrer une surévaluation de la co-morbidité. [...] Au regard de la pratique, le DSM-IV est un intéressant manuel de propédeutique psychiatrique et ne saurait être un traité de psychiatrie [1]. » C'est avec plus de vigueur que L. Colonna et M. Zann posent les vraies questions : La philosophie du DSM-IV est-elle conciliable avec les objectifs de la formation ? [...] Quelle est la valeur heuristique d'une énumération de symptômes isolés de tout contexte théorique ? [...] Les symptômes peuvent-ils être détachés de l'histoire et de la personnalité du patient ? » Pour eux, il est « important que la formation des cliniciens, ainsi d'ailleurs que celle des chercheurs, s'appuie sur les manuels et traités traditionnels. [...] Le corpus des connaissances psychiatriques ne semble pas pouvoir faire l'économie des références historiques et des références théoriques. A cet égard, le DSM-IV doit s'inscrire comme outil complémentaire et secondaire dans le temps pour codifier les diagnostics dans un langage international [2] ». On n'imagine pas la violence des réactions suscitées par ces positions de bon sens que leurs auteurs ont tenues lors d'un congrès sur le DSM-IV financé par les laboratoires Beecham à l'occasion du lancement d'un antidépresseur inhibiteur de la recapture de la sérotonine.

On le voit, il ne s'agit pas là d'un débat d'écoles ou de divergences théoriques, mais d'une volonté claire de ne fournir aux médecins généralistes et aux spécialistes, par la voie de discours académiques, qu'une représentation monolithique des troubles psychiatriques réduite aux seuls symptômes accessibles aux seuls médicaments. Dans cet environnement d'informations, comment repro-

---

1. M. Ferreri, « Classification et pratique psychiatrique », *L'Encéphale*, sp V, 1995, p. 53-58.
2. L. Colonna, M. Zann, « DSM-IV et formation : les limites », *L'Encéphale*, sp V, 1995, p. 63-67.

cher au médecin généraliste de prescrire les psychotropes comme il le fait? Pratiquement toutes les études cliniques, épidémiologiques et médico-économiques, sont suscitées, financées et exploitées au plan statistique de manière autonome par l'industrie ou par des sous-traitants qu'elle rémunère. Peut-on en effet imaginer que l'industrie puisse engager de tels fincanements sans mettre toutes les chances de son côté de retour sur investissements?

En torturant les chiffres, on finit bien par leur faire avouer ce qu'on souhaite qu'ils disent. C'est de bonne guerre dans le cadre d'une stratégie industrielle efficace. Mais nous parlons de la formation, de la formation médicale continue, de l'information; or l'Université, en tant qu'autre discours, n'existe plus. La psychopathologie n'est plus enseignée qu'en faculté de psychologie. Un nouvel univers, totalement artificiel, est ainsi créé aux seules fins de développements industriels. C'est une situation mondiale, totalement dominée par les États-Unis. L'industrie et ses relais dans le secteur académique disent au médecin ce que doit être la clinique qu'il observe dans son cabinet et comment il doit la traiter. Celui-ci, désormais, se tait sur l'utilité du médicament pour son malade. De toute façon, l'Université a donné son aval, il n'a donc pas à s'exprimer. On ne lui a pas plus appris à écouter son malade. Il en découvrira l'intérêt tout seul, plus tard, au fil de sa pratique.

Quand la marque d'automobiles BMW sort des autos à pédales superbes et peu onéreuses pour éduquer le futur client, c'est clair et on comprend le message. Quand le Syndicat des produits agro-alimentaires lance des campagnes grand public axées sur la santé pour favoriser la consommation de la viande ou des produits laitiers, c'est parfois moins clair, mais on comprend tout de même. Quand l'industrie pharmaceutique est à la fois juge et partie dans des études épidémiologiques, médico-économiques ou de phase IV, le prescripteur ne peut pas comprendre, car il ne soupçonne même pas ce qui se passe [1]. Comment le médecin généraliste pourrait-il se repérer lorsque des informations fracassantes lui sont transmises dans la presse médicale sous la signature de grands noms ou avec la caution d'organismes reconnus? Pourtant, l'esprit critique, si l'on possède un savoir et une formation adéquates pour l'exercer, doit permettre de relativiser la portée d'affirmations qui marquent forcément le lecteur. J'ai déjà fait allusion à une étude française incluse dans un programme international de l'OMS et dont les conclusions laissaient entendre que les troubles psychiatriques étaient considérablement répandus dans la clientèle du médecin généraliste. En un sens, cela revient à inciter le médecin à voir ces troubles chez plus de patients qu'il ne faudrait et à valider son diagnostic par la prescription de psychotropes. L'un des auteurs de cette étude largement financée par l'industrie pharmaceutique a fait une conférence de presse qui a donné lieu à des échos systématiques dans la presse médicale. Mais un audit réalisé plus tard par deux personnes compétentes du milieu scientifique et d'une manière totalement indépendante a montré que, sur la base des données disponibles, les nombreux comptes rendus qui ont été faits de cette étude ne permettent en aucun cas d'affirmer ce qui est énoncé, *a fortiori* de généraliser, à partir de l'échantillon étudié, les résultats à l'ensemble de la clientèle des médecins généralistes français. La conclusion de cet audit est sans appel : « Au total, [...] on ne peut que s'interroger sur la valeur réelle des résultats obtenus. »

Si la critique n'existe pas dans le milieu médical, il est

---

1. Le spécialiste en psychiatrie a forcément une formation plus éclectique que le médecin généraliste, donc une plus grande capacité à critiquer les informations dont il est lui aussi la cible. C'est sans doute en grande partie pour cette raison que l'on constate des différences entre les ordonnances des généralistes et celles des spécialistes. *Cf.* J.-L. Montastruc, M. E. Lau, L. Schmitt, P. Moron, « Ordonnance du psychiatre, ordonnance du généraliste. Approche pharmaco-épidémiologique », *Psychologie médicale*, 1995, 27, spécial 2, p. 118-121.

paradoxal de voir qu'elle surgit sous la forme du bon sens dans la presse grand public. Dans *L'Express* du 19 octobre 1995, Gilbert Charles, après être allé enquêter aux États-Unis sur le DSM-IV, écrit : « Un manuel rédigé par des psychiatres américains recense trois cents "pathologies". Attention ! sa lecture peut vous rendre fou. [...] Selon une étude de l'Université du Michigan, la moitié de la population américaine peut être considérée comme mentalement malade si l'on s'en tient à une interprétation stricte des critères du DSM. Ce qui jette un sérieux doute sur la pertinence d'un tel manuel [1]. »

Les critères diagnostiques nord-américains et de l'OMS ne sont pas les seuls éléments à travestir la réalité des troubles psychiques. Les échelles de comportement connaissent actuellement une dérive troublante. Elles étaient jusqu'alors conçues pour permettre artificiellement une quantification pseudo-objective de symptômes psychiques qui, par définition, ressortent du subjectif et de l'impondérable. Mais il fallait bien aligner la méthodologie des essais thérapeutiques de médicaments psychotropes sur le modèle de la pharmacologie clinique des médicaments somatiques. Il fallait bien de la statistique pour dire que « ça marchait ». Il n'y eut pourtant nul besoin de statistique en 1952, lorsque le premier neuroleptique s'est avéré actif sur l'excitation motrice et sur les hallucinations, ni en 1958, quand le premier antidépresseur a amélioré les malades déprimés en beaucoup moins de temps que la guérison spontanée ne le faisait à l'époque. Quoi qu'il en soit, des échelles d'anxiété, de dépression, ont été constituées.

Aujourd'hui, on va beaucoup plus loin dans la quantification des comportements humains par le moyen d'échelles *ad hoc* qui servent à prouver que leurs scores peuvent être améliorés par un médicament psychotrope. Une échelle d'adaptation sociale, construite par auto-

---

1. Gilbert Charles, « Les normes de la normalité », *L'Express*, 19 octobre 1995.

questionnaire, a pu être établie dans le but précis d'évaluer l'effet d'un antidépresseur sur l'adaptation sociale d'un malade déprimé [1]. Ce travail a été financé par un laboratoire pharmaceutique qui commercialise un antidépresseur et nul doute que l'effet d'un antidépresseur sur une telle échelle lui vaudra une ASMR. Récemment, également, une échelle d'impulsivité a vu le jour [2]. Les auteurs de l'article qui la présente concluent sur l'intérêt des antidépresseurs sérotoninergiques qui ont amené une amélioration des scores de cette échelle. Ils ouvrent enfin des perspectives pour l'utilisation de cette échelle dans divers domaines de la psychiatrie où existe une impulsivité, comme les troubles de la personnalité, les troubles du comportement alimentaire, les troubles obsessifs-compulsifs, etc. L'effet des médicaments n'est plus seulement évalué en termes d'amélioration symptomatique, il concerne aussi la qualité de la vie, au sujet de laquelle on voit se multiplier les échelles [3]. On n'étudie jamais l'amélioration des scores de ces échelles sous l'influence d'autres traitements que les médicaments. Il y aurait pourtant là matière à d'intéressantes recherches afin de savoir par exemple si des modifications des conditions de l'existence ou la suppression de difficultés vécues par le sujet ne contribueraient pas aussi à l'amélioration des échelles de qualité de vie.

Un dernier point mérite d'être souligné. En France, l'enseignement officiel de la médecine et de la psychiatrie

---

1. S. Achard, J.-M. Chignon, M.-F. Poirier-Littré, A. Galinowski, D. Pringuey, J. Van Os, F. Lemonnier, « Adaptation sociale et dépression : intérêt de l'échelle SAS-RS (Social Adjustment Scale – Self Report) », *L'Encéphale*, 1995, XXI, p. 107-116.

2. Y. Lecrubier, A. Braconnier, S. Said, C. Payan, « The Impulsivity Rating Scale (IRS) : Preliminary Results », *Eur. Psychiatry*, 1995, 10, p. 331-338.

3. *Cf.* P. Bech, « Quality of Life Measurement in the Medical Setting », *Eur. Psychiatry*, 1995, 10, suppl. 3, p. 83-85 ; B. Jambon, M. Le Gal, C. Pilate, « Quality of Life and Insomnia : Validation Study for a Specifically Designed Questionnaire », *Eur. Psychiatry*, 1995, 10, suppl. 3, p. 87-89.

dans les facultés de médecine élimine totalement l'évocation de ce que l'on pourrait appeler les médecines alternatives. Ce n'est pas du tout le cas dans d'autres pays d'Europe[1]. Tout ce qui, dans notre pays, n'appartient pas au courant de la médecine conventionnelle est considéré comme non scientifique et ne présente aucune valeur. Il ne s'agit donc pas d'opposer la médecine traditionnelle et les médecines complémentaires, qui serait une alternative, mais de les rassembler pour offrir aux patients un choix plus vaste de solutions thérapeutiques. Certains pensent que le terme le plus adéquat serait peut-être « méthodes thérapeutiques non conventionnelles[2] ». Quoi qu'il en soit, en Grande-Bretagne, les manipulations vertébrales sont utilisées par 36 % de la population, la phytothérapie par 24 %, l'homéopathie par 16 % et l'acupuncture par 16 %. La question n'est pas ici de déterminer l'utilité de ces thérapies ni leur efficacité par rapport aux traitements médicamenteux. C'est un autre débat. Je voudrais simplement souligner la différence qui existe entre les pays d'Europe. Ainsi, la familiarisation avec les médecines non conventionnelles est obligatoire dans le cursus médical en Allemagne. C'est également dans ce pays que la phytothérapie est très largement utilisée pour un certain nombre de troubles psychiques mineurs sans qu'on ait pour autant l'impression que les index de santé publique soient gravement perturbés par le recours à ces autres ressources thérapeutiques.

---

1. *Cf.* par exemple E. Ernest, « Complementary Medicine : Commun Missconceptions », *J. R. Soc. Med.*, 1995, 88, p. 244-247.
2. P. Fisher, A. Ward, « Complementary Medicine in Europe », *B. M. J.*, vol. 309, 9 juillet 1994, p. 107-111.

De la clinique psychiatrique aux symptômes cibles

La transformation de la clinique psychiatrique [1] en symptômes cibles pour les médicaments psychotropes s'est amorcée il y a déjà longtemps aux États-Unis. L'efficacité des psychotropes, qui sont arrivés tous à la fois entre 1952 et 1965 dans le désert de la pharmacopée psychiatrique, a pu faire croire à certains que les symptômes psychiatriques n'avaient pas d'autre fonction que d'être des cibles pour les médicaments. C'est la notion de « target symptom », ou symptôme cible, que l'Américain Fryhan a décrits. A partir de cette notion se sont élaborées, au fil du temps, les représentations des troubles psychiques qui sont actuellement proposées au médecin [2]. Comme le corollaire obligatoire de cette notion est la prescription médicamenteuse, et comme on explique au médecin que ces troubles sont très répandus, ce dernier se sent coupable de ne pas diagnostiquer plus souvent des troubles mentaux et de ne pas prescrire plus souvent les médicaments psychotropes qui s'imposent.

En avril 1995, *Le Quotidien du médecin* publiait un article intitulé « Les troubles de l'humeur : un marché en plein essor ». Une étude Pharmacast réalisée par IMS International prédisait pour les dix prochaines années une augmentation du marché de 102 % pour atteindre

---

1. Autrement dit, la psychopathologie, qui considérait autrefois le sujet qui souffre comme individu unique, non comme une valeur moyenne au sein d'un groupe homogène de malades.

2. Les gros titres suivants, extraits du *Quotidien du médecin*, donnent une idée de ces représentations : « L'anxiété généralisée conduirait quatre fois sur dix à un état dépressif » (8 novembre 1995, compte rendu d'un symposium initié par UCB-Pharma); « L'anxiété généralisée touche 15 % de la population » (28 novembre 1995, compte rendu d'un symposium organisé par les laboratoires Vedim); « Dépression : la récidive est inscrite dans l'évolution naturelle de la maladie » (4 avril 1995, compte rendu d'une réunion parrainée par Ardix Médical); « Dépression en Europe : la France est le pays le plus touché » (8 novembre 1995, symposium organisé par les laboratoires Smith-Kline Beecham).

neuf milliards et demi de dollars en termes de prise en charge pharmacologique. Ces prévisions tiennent compte de l'éclatement des troubles anxieux dans le nouveau DSM-IV et de l'individualisation du syndrome anxiodépressif qui permettra légitimement de traiter par antidépresseur des malades anxieux et tristes. Cette même année, une étude extrêmement intéressante, réalisée avec une méthodologie irréprochable, s'est proposé d'analyser les termes utilisés par les médecins généralistes pour caractériser les patients considérés comme déprimés et traités comme tels [1]. Six cent quatre-vingt-deux patients et soixante-dix-neuf médecins généralistes ont été sélectionnés par tirage au sort dans quatre régions différentes de France. Le diagnostic de dépression a été porté dans 3,6 à 5 % des cas. Si l'on considère l'ensemble des quatre régions, les trois symptômes le plus souvent repérés par le médecin comme symptomatiques d'une dépression sont l'insomnie (31,8 %), la fatigue (29,9 %) et l'anxiété (24,6 %). Comme le disent avec humour les auteurs, « les résultats suggèrent que les trois termes principalement utilisés par les médecins généralistes pour décrire la dépression diffèrent de ceux qui sont utilisés par les psychiatres ». Ce travail n'a donné lieu à aucun article avec un grand titre dans les journaux médicaux français destinés aux généralistes... Pourtant, si l'on en croit cette étude, il semble que les généralistes aient tendance à se contenter de peu pour diagnostiquer une dépression et, probablement, prescrire des antidépresseurs. C'est que des informations qu'ils devraient posséder ne parviennent jamais jusqu'à eux, comme celles qui ont trait, par exemple, à l'importance de l'effet placebo dans la dépres-

---

1. D. Creminter, J.-D. Guelfi, V. Fourestie, J. Fermanian, « Analysis of the Terms Used by the General Practitioners to Characterize Patients Considered by Them as Depressed », *Journal of Affective Desorders*, 1995, 34, p. 311-318.

sion [1]. D'une manière générale, quels que soient le sexe, la gravité de la dépression, sa nature ou son caractère évolutif, le taux de réponses positives au placebo, sur l'ensemble des patients, est de 37,4 % [2]. On ne manquera pas de rapprocher ces chiffres aux 65 à 75 % (selon les plus optimistes) d'efficacité reconnue aux antidépresseurs dans la littérature scientifique. De la même façon, les médecins généralistes n'entendront jamais parler de l'efficacité de différentes formes de psychothérapies dans le traitement d'entretien des malades déprimés [3].

Cette transformation de la clinique psychiatrique en une clinique du symptôme cible connaît depuis quelques années une dérive croissante qui favorise l'emploi de plus en plus large de médicaments psychotropes sur des symptômes de plus en plus réduits. On fabrique maintenant de la pathologie à partir de tout ce qui ressort de la psychologie. Voici comment on s'y prend. A partir d'une entité supposée pathologique – épisode dépressif caractérisé, anxiété généralisée, troubles obsessifs-compulsifs (TOC) –, on descend d'un degré en individualisant les seuls symptômes dépressifs, anxieux ou obsessifs-compulsifs (SOC). Ensuite, on arrive aux caractéristiques du sujet lui-même – les aspects permanents de sa manière d'être au monde – et on décrit la personnalité dépressive ou dysthymique, la personnalité anxieuse (en voie de constitution), la personnalité obsessive-compulsive (POC), également en voie de constitution. Cette construction mécaniciste de la psychologie ouvre en fait, à chaque fois, par un système de « poupées russes », des marchés nou-

---

1. Combien de médecins ont pris connaissance de cette étude qui, reprenant sept essais cliniques contrôlés contre placebo, a démontré que, chez les femmes présentant un seul épisode dépressif, le taux de réponse au placebo pouvait être de 66,7 % ?

2. Y. D. Lapierre, « Placebo : A Potent but Misunderstood Psychotrope », *J. Psychiatry Neurosci.*, 1995, vol. 20, n° 3, p. 173-174.

3. Voir, par exemple, le bilan très documenté publié par M. M. Weissman : « Psychotherapy in the Maintenance Treatment of Drepression », *Journal of Psychiatry*, 1994, 165 (suppl. 26), p. 42-50.

veaux pour les anxiolytiques ou les antidépresseurs, puisque tous ces aspects sont considérés comme pathologiques et que l'épidémiologie ne tardera pas à en fixer les pourcentages de prévalence. Tous ces aspects doivent être traités pharmacologiquement, car, là encore, l'épidémiologie ne manquera pas de « démontrer » que les POC non traités se transformeront en SOC qui, sans médicament, deviendront des TOC!!! Ce raisonnement prêterait à sourire s'il n'avait été développé, le plus sérieusement du monde, en France, au cours d'un colloque sponsorisé par un laboratoire pharmaceutique...

Ce qui manque à l'enseignement médical quand il traite du psychisme, c'est la délimitation de ce qui est pathologique et de ce qui ne l'est pas. Les classifications diagnostiques utilisées ne sont pas des garanties de diagnostic au sens médical du terme. Ce sont des classifications nosologiques, première étape d'une démarche clinique, nécessitant la prise en compte chez le patient de facteurs strictement individuels (psychologiques et contextuels) pour arriver à un compromis décidant du caractère pathologique ou non des troubles qui amènent à consulter. C'est sur cette base flottante, parfois remise en question au fil des entretiens (quand on sait écouter le patient), que se dessine la clinique psychiatrique. Trop de gens pérorent aujourd'hui sur des troubles psychiques de maladies fictives créées par des théoriciens. Ce faisant, ils délaissent le malade, qui ne peut plus exprimer le sens que les symptômes ont pour lui. La maladie a toujours trois aspects, il ne faudrait jamais l'oublier : la représentation qu'en a le médecin, celle qu'en a le malade et celle qu'en a la société.

Faut-il croire les études médico-économiques ?

Les études médico-économiques ou pharmaco-économiques, c'est-à-dire le rapport du coût/efficacité d'un traitement médicamenteux, suscitent aujourd'hui une activité si intense que les spécialistes d'économie de la santé, lorsqu'ils sont consultants, ne pourront bientôt plus satisfaire la demande des laboratoires. Selon un article paru en 1995, « le gouvernement et les organismes de prises en charge de la maladie, comme les compagnies d'assurances, sont actuellement engagées de manière croissante dans la nécessité de rentabiliser les dépenses du système de couverture des soins. Par voie de conséquence, il existe un besoin croissant d'évaluation économique des nouveaux médicaments pour les négociations de prix, les discussions concernant les remboursements ou le marketing [1]. » Une dizaine environ d'officines prestataires de services pour l'industrie pharmaceutique se sont spécialisées dans ce type d'études. D'après Émile Lévy et Claude Le Pen, qui enseignent l'économie de la santé tout en ayant fondé l'une de ces officines, le marché global des études économiques pour l'industrie pharmaceutique en France est estimé entre vingt et trente millions de francs [2].

En 1994, pourtant, *The Lancet*, dans un article intitulé « Les études de coût de la maladie : réalité ou illusion ? », avait une fois de plus clairement posé le problème. Ce n'est pas le tout de proposer des évaluations, encore faut-il savoir ce qu'on évalue, comment on l'évalue et quelle portée réelle il faut attendre des conclusions éventuelles de cette évaluation [3]. Quelle est la pertinence des taux de prévalence ou des incidences de la pathologie considérée ? Quel est le but réel de l'analyse ? Comment peut-on évaluer la perte de productivité pour la collecti-

---

1. M. Drummond, « The Growing Need for Economic Assesment : Implications for Pharmaceutical Medicine », *Pharmaceutical Medicine*, 1995, 9, p. 115-122. Cet article attire en particulier l'attention sur la nécessité de construire des protocoles d'essais cliniques qui puissent répondre à ces demandes. Les objectifs d'évaluation économique devraient ainsi prendre en compte le choix des produits de comparaison, la durée du suivi, la taille des populations étudiées, etc.

2. *Cf.* « Pharmaco-économie : mode ou nécessité ? », *Pharmaceutiques*, n° 23, janvier 1995.

3. *The Lancet*, 3 décembre 1994, vol. 344, p. 1519-1520.

vité et le nombre de jours d'arrêts de travail si on n'intègre pas les données du chomage ? Toutes ces questions, qu'il faut se poser et que l'on pourrait multiplier, ne trouveront jamais de réponse dans les conclusions finales de ces études. Pourtant, comme l'explique *The Lancet*, « les chercheurs, dans le domaine médico-économique, ont l'obligation de présenter leurs méthodes avec un luxe de détails de façon à ce que les utilisateurs soient capables d'évaluer au mieux leurs pertinences et de pouvoir décider si les résultats sont des réalités ou des illusions ».

La qualité des études médico-économiques, en France, est extrêmement variable, d'où la nécessité, s'agissant de psychopharmacologie, d'utiliser des méthodologies adéquates. Une même étude, selon la manière dont elle est traitée, peut aboutir en effet à des résultats opposés ou très différents [1]. Dans ces conditions, la crédibilité des études médico-économiques doit être parfaite pour qu'elles puissent être utilisées par les décideurs des organismes de remboursement. Certains laboratoires pharmaceutiques ont d'ores et déjà inclus, très en amont du développement des médicaments, des procédures d'évaluation qui leur permettront d'apporter des données à tout moment de l'évaluation des médicaments [2].

L'Agence du médicament s'est préoccupée d'approfondir la réflexion sur les procédures d'évaluations médico-économiques. Un large groupe de travail a été constitué, dont la composition est très diversifiée, et qui a établi un document sur « Les méthodologies de réévaluations pharmaco-économiques des médicaments ».

---

1. Voir, par exemple, l'article de D. A. Revicki et B. R. Luce, « Pharmaco-Economics Research Applied to Psychopharmacology Development and Evaluation. Methods of Pharmaco-Economic Evaluation of New Medical Treatments in Psychiatry », *Psychopharmacology Bulletin*, 1995, vol. 31, n" 1, p. 57-65, qui traite des antidépresseurs.

2. *Cf.* J. L. Data, R. W. Wilke, J. R. Barnes, P. J. Diroma, « Re-Engineering Drug Development : Integrating Pharmaco-Economic Research into a Drug Development Process », *Psychopharmacology Bulletin*, 1995, vol. 31, n" 1, p. 67-73.

La disparité de qualité des études médico-économiques les rend, en effet, parfois irrecevables. D'autres pays, comme la Grande-Bretagne, le Canada et l'Australie, sont arrivés à des recommandations traçant une sorte de cahier des charges sur ce que l'on doit attendre de ces études [1].

Les arguments médico-économiques ne sont pas utilisés exclusivement pour influencer les décideurs des agences gouvernementales. Ils servent aussi, en France, à des fins promotionnelles auprès du corps médical, qui n'a pas, comme on l'a vu, les compétences pour pouvoir critiquer la présentation et les affirmations de ces études. On ajoute ainsi un déterminant économique aux prises de décisions thérapeutiques du prescripteur. Cela donne parfois lieu à des présentations curieuses. Ainsi, un article paru en 1995 explique que « les troubles du sommeil sont *une maladie chronique* [souligné par moi] très largement répandue, le traitement de ces troubles augmente l'efficacité au travail et la qualité de la vie d'une manière remarquable. Il est donc temps d'évaluer ces effets pour démontrer le bénéfice des traitements médicamenteux de cette maladie [2] ».

La schizophrénie est un bon exemple de l'utilisation que l'on peut faire, à des fins promotionnelles et totalement déconnectées des réalités de soins, des études économiques. Si l'on peut à la rigueur évaluer le coût de la prise en charge globale de la maladie, et en particulier de ses rechutes [3], il est beaucoup plus téméraire d'oser rapporter certaines améliorations au seul effet d'un traitement médicamenteux. On se doute bien qu'un certain

---

1. Voir à ce sujet A. Marcinak, « Pour une amélioration de la qualité des études médico-économiques. Les expériences étrangères », *Le Concours médical*, 10 juin 1995, p. 1843-1846.

2. J. M. Graf, « Measuring the Unmeasurable : The Role and Importance of Quality of Life Measurement in Economic Evaluations of Sleep Disorders Treatment », *Eur. Psychiatry*, 1995, 10, suppl. 3, p. 95-98.

3. P. J. Wieden, M. Olfson, « Coast of Relapse of Schizophrenia », *Psychopharmacology Bulletin*, 1995, vol. 21, n° 3, p. 419-429.

nombre d'économistes de la santé qui vendent leurs services à l'industrie pharmaceutique ne défendent pas cette position. Pour être clair, pour évaluer avec précision et sans aucun biais l'apport réel d'un traitement par neuroleptique en termes économiques, il faudrait pouvoir maîtriser la totalité des variables qui influencent aussi bien les rechutes que la durée moyenne des séjours en hôpital ou les caractéristiques évolutives de la maladie. Certes, les neuroleptiques ont constitué un apport considérable dans la prise en charge des schizophrènes, mais ils ont été inventés en 1952 et largement utilisés dans les années suivantes. Comme une récente conférence de consensus a pu le montrer, les stratégies thérapeutiques à long terme dans la prise en charge des psychoses schizophréniques impliquent des moyens multiples et diversifiés où le médicament occupe une place de choix sans qu'il puisse prétendre à lui seul expliquer l'évolution. Le développement des prises en charge en ambulatoire dans le cadre de la politique de secteur et les décisions de suppression de lits en psychiatrie ont beaucoup plus contribué à la diminution de la durée moyenne de séjour en hôpital entre 1970 et 1995 que les médicaments qui étaient les mêmes vers la fin des années soixante et qui n'avaient pas le pouvoir à eux seuls de créer des structures de prises en charge extra-hospitalières.

En outre, la spécificité de la clinique psychiatrique rend extrêmement malaisée l'application des modèles des études médico-économiques, lesquels sont en revanche parfaitement adaptés à certaines pathologies somatiques et à leur traitement. L'histoire naturelle d'une infection à un germe connu et identifié et le rôle d'un antibiotique sur les complications ou les hospitalisations ne sont pas les mêmes que l'histoire naturelle d'un trouble psychique, dont les déterminants sont multiples, imprévisibles, parfois liés à des facteurs extérieurs que l'on n'est pas capable d'identifier. Un homme peut faire un syndrome dépressif authentique parce que sa femme l'a quitté et guérir parce qu'elle est revenue. L'effet réel d'un antidépresseur est alors difficile à évaluer. Mais si le même homme fait simultanément une pneumonie à pneumocoques, le retour de sa femme n'aura pas un effet bactéricide.

J'ai déjà évoqué le risque des conflits d'intérêts, qui existent nécessairement lorsque l'on est à la fois expert pour les pouvoirs publics, leader d'opinion dans le secteur académique pour le corps médical, et lié financièrement, directement ou indirectement, à un laboratoire pharmaceutique. Le même risque existe en ce qui concerne les études médico-économiques. Des prises de position très claires ont eu lieu aux États-Unis à ce propos et il serait sûrement utile que les pouvoirs publics français s'en inspirent. La revue *Scrip* s'est fait l'écho des positions prises par l'Institut David Leonard d'économie de la santé à l'université de Pennsylvanie. Un groupe d'experts constitué par cette université a publié les principes de base de toute recherche pharmaco-économique. Ils insistent à de multiples reprises sur le fait que les biais essentiels des études pharmaco-économiques reposent sur l'indépendance des chercheurs qui effectuent ces recherches plus encore que sur l'absence de consensus concernant la méthodologie. De ce fait, les sociétés de services spécialisées en économie de la santé qui travaillent pour l'industrie pharmaceutique ne peuvent avoir aucune crédibilité. Ils expliquent aussi que les laboratoires ne peuvent pas cesser de financer un projet de recherche médico-économique sous le prétexte que des résultats défavorables seraient apparus au cours des évaluations intermédiaires. Si l'indépendance des chercheurs est absolument nécessaire, il est aussi primordial que tous les résultats soient publiés, qu'ils soient positifs ou négatifs. Enfin, les experts stipulent que les chercheurs ne doivent retirer aucun avantage matériel personnel de la recherche. Toute gratification personnelle et tout arrangement financier bénéficiant au chercheur doit être révélé aux rédacteurs en chef des journaux où l'article sera publié et tous les conflits d'intérêts doivent être signalés [1]. Le plus grand journal de recherche clinique au monde, le *New England Journal of Medicine*, avait déjà pris position de manière vigoureuse sur ces différents points dans un éditorial publié en 1994 : « Tout arrangement financier entre l'auteur d'un article et une compagnie pharmaceutique doit être révélé lors de la publication. [...] En revanche, nous ne prendrons même pas en considération les éditoriaux ou les articles concernant des revues de la littérature présentés par des auteurs ayant quelque lien financier que ce soit avec des laboratoires pharmaceutiques dont les produits sont mis à l'honneur dans l'article (ou en ce qui concerne leurs concurrents) [2]. » La revue s'exprimait aussi en ce qui concerne le financement : « Quelque étude que ce soit, financée par l'industrie, doit l'être par une bourse versée à une entité non lucrative comme un hôpital ou une université et pas à un individu ou à un groupe d'individus. [...] Les conflits d'intérêts dans le domaine de la recherche clinique deviennent de plus en plus fréquents et problématiques au fur et à mesure que les liens entre le secteur académique et l'industrie deviennent plus étroits et plus complexes. La survenue très probable de biais dans les études coût-efficacité pourrait être réduite si ces relations étaient maintenues à distance. » On voit que les questions de conflit d'intérêts constituent de réelles préoccupations aux États-Unis. Il en est de la crédibilité et de la prise en compte des études. Il serait souhaitable qu'il en soit de même en France.

---

1. *Scrip*, n° 24, 11 juillet 1995, p. 26-27.
2. « The Journal's Policy on Coast-Effectiveness Analyses », *New England Journal of Medicine*, vol. 331, n° 10, 8 septembre 1994, p. 669-670.

Un discours sans contre-discours

L'environnement de la prescription des médicaments psychotropes, comme on l'a vu, est particulièrement marqué par un discours académique qui ne se différencie guère des messages promotionnels de l'industrie. Par ailleurs, la réalité des stratégies thérapeutiques à proposer aux malades souffrant de troubles psychiques, et dans lesquelles l'utilisation des médicaments doit nécessairement s'inscrire, n'est pas enseignée d'une manière pratique et n'était pas diffusée avec un poids égal à celui des actions promotionnelles.

En 1990, le rapport Legrain émettait de sages recommandations au sujet des traitements des troubles anxieux. On peut les généraliser à la prise en charge de tous les troubles psychiques : « Comme tout traitement pharmacologique d'un trouble psychique, un traitement à visée anxiolytique ou hypnotique ne peut être qu'un élément de la prise en charge. Il doit se dérouler dans le cadre d'une relation thérapeutique entre médecin et malade. [...] La stratégie non médicamenteuse la plus importante et la plus accessible est certainement l'écoute et le soutien psychologique du médecin face à un malade anxieux ou insomniaque. Elle devrait être l'intervention initiale dans tous les cas, et, en l'absence de pathologie sous-jacente avérée, rester la seule dans un grand nombre d'états anxieux et d'insomnies liés à des situations de stress transitoire. Son efficacité a été bien démontrée, même dans les cas pour lesquels le médecin avait envisagé un traitement médicamenteux. Si un traitement médicamenteux s'avère nécessaire du fait d'une symptomologie grave et invalidante, le soutien psychologique garde une grande importance dans le suivi du malade : il facilite la stratégie du traitement médicamenteux court, à posologie minimale et efficace. Une sensibilisation des médecins à l'importance thérapeutique de l'écoute et du soutien psychologique et la valorisation de cet aspect peut être un élément crucial pour l'utilisation plus restreinte des médicaments. »

Il est dommage que ces recommandations pleines de bon sens, qui devraient constituer une part importante de la formation des futurs médecins et de l'information de tout prescripteur, soient restées lettre morte.

Les chiffres

Chapitre V

LA FRANCE EN TÊTE

La consommation de psychotropes en France offre-t-elle des caractéristiques qui lui sont propres ? Ces caractéristiques sont-elles au contraire parfaitement cohérentes avec l'ensemble de la consommation médicamenteuse, voire de la consommation de soins médicaux ? Le tableau suivant donne une idée générale des variations, selon différents pays d'Europe, dont la France, de la consommation d'une série de grandes classes médicamenteuses extrêmement utilisées. Il montre que, par échantillon de mille habitants, la consommation journalière de médicaments, évaluée pour une posologie quotidienne utile, situe la France très au-dessus de ses voisins immédiats.

Si l'on considère la classe qui nous intéresse, la France consomme donc un peu plus de trois fois plus de médicaments psychotropes que l'Allemagne ou la Grande-Bretagne, et largement deux fois plus que l'Italie. C'est dans le domaine des antimigraineux que la France est la plus forte consommatrice puisque sa consommation représente dix fois celle de l'Allemagne ou de la Grande-Bretagne. Par contre, tout en restant en tête dans toutes les classes thérapeutiques, la France est moins éloignée de ses voisins en ce qui concerne les hypotenseurs et très proche de l'Allemagne quand il s'agit des analgésiques.

Produits	*France*	*Allemagne*	*Royaume-Uni*	*Italie*
Hypotenseurs	166	139	119	104
Vasodilatateurs	si F = 100	50	5	50
Hypolipidémiants	32	13	2	8
Antibiotiques	si F = 100	45	50	50
Analgésiques	55	50	24	15
Antimigraineux	15	1,5	1,5	2
Psychotropes	si F = 100	33	33	45
Anti-inflammatoires non stéréoïdiens	32	10	30	30

Consommation de médicaments. Ce tableau est extrapolé d'une étude réalisée par T. Lecomte et V. Paris (CREDES, biblio n 10.48). La consommation est exprimée en DDD (Defined Daily Dose) pour mille habitants et par jour. Dans certains cas, la comparaison avec les autres pays d'Europe est effectuée en attribuant la valeur 100 à la consommation française et en voyant comment les pays de référence se situent par rapport à cette valeur.

On peut donc tirer de ce tableau la notion que la France est un pays où, quelles que soient les classes thérapeutiques considérées, on consomme globalement plus de médicaments que les pays voisins, dont les standards économiques et culturels ne sont pas *a priori* fondamentalement différents des nôtres.

Ce point est à examiner en détail, car la médecine demeure encore largement un « art » où la prescription n'obéit pas à des critères rigoureux. Les stratégies thérapeutiques sont également différentes d'un pays à l'autre. Le recours au médicament ou la thérapie de conseil (*councelling*) des pays anglo-saxons peuvent entrer en compétition aussi bien dans des domaines somatiques que psychologiques. Les conseils hygiéno-diététiques – diminution des graisses animales, exercices physiques, tempérance à l'égard des boissons alcoolisées – se substituent sans doute à la prescription des hypolipidémiants en Grande-Bretagne.

L'étude de la consommation médicale en général et de la consultation médicale, avec son corollaire quasi obligé : l'ordonnance de médicaments, mériterait une approche diversifiée. La consommation de soins médicaux est le fait d'usagers qui ne bénéficient d'aucune information à ce sujet. Les données générales montrent que les consommateurs de médicaments sont pour 60 % des femmes qui reçoivent en moyenne 3,2 produits par ordonnance. Dans notre culture, et en l'absence de toute information spécifique, on vient chez le médecin pour obtenir un médicament, non pour entendre un conseil d'hygiène. Il est plus facile de prescrire et de consommer un hypocholestérolémiant que, pour le médecin, de proposer des principes diététiques, et, pour le patient, de supprimer la charcuterie de son alimentation. L'effort personnel du consommateur de soins est en général refusé et l'élaboration de conseils demande du temps pour un médecin dont l'identité professionnelle se concrétise essentiellement par l'ordonnance du médicament. Dans un autre registre, la tristesse, l'abattement et la fatigue liés aux conditions de vie sont plus vite réglés par un diagnostic de dépression et la prescription d'un antidépresseur – si possible stimulant – que par l'approfondissement par le dialogue d'une réflexion personnelle du consultant sur les réalités de son existence, les valeurs auxquelles il tient personnellement et les changements qui s'avéreraient nécessaires dans sa vie.

Au moment d'aborder les grandes lignes des caractéristiques quantitatives des psychotropes, il est bon de rappeler certaines évidences. Dès que l'on utilise des chiffres et des statistiques, il faut tenir compte des ambitions de la démonstration, des objectifs que l'on veut atteindre et des intérêts qu'il s'agit de défendre. Un minimum de compétences est requis pour pouvoir argumenter et critiquer ces chiffres. Ceux-ci ne peuvent, en aucun cas, être acceptés tels quels. C'est pourquoi, plutôt que de parler des chiffres eux-mêmes, il faut s'interroger sur ce qu'ils signifient. De quelles unités parle-t-on? Que représentent-elles? Que peut-on légitimement comparer? Les chiffres d'affaires ou les dépenses globales doivent tenir compte du coût comparatif des produits à efficacité identique. La comparaison du nombre de boîtes nécessite de connaître le nombre d'unités qu'elles contiennent. Les unités doivent être ramenées à la posologie efficace pour une indication précise de l'autorisation de mise sur le marché selon les mentions de la fiche signalétique du produit. Les aspects de santé publique et d'économie de la santé ne se traitent pas sur le même plan.

En réalité, à efficacité identique supposée, un produit très cher prescrit à une unité par jour n'est pas utilisé deux fois moins qu'un produit tout aussi efficace qui nécessite deux unités par jour et qui est très bon marché. Dans les conditions évoquées, les deux produits sont identiques en termes de santé publique et peuvent être très différents en termes d'économie de la santé.

L'évolution des ventes de psychotropes entre 1990 et 1994, en nombre de boîtes vendues, montre une discrète tendance à la hausse avec une évolution moyenne de 1,10 % par an. La classe des tranquillisants a connu une baisse en moyenne de 1,74 % par an au cours de la même période; les hypnotiques sont demeurés stables avec une baisse moyenne de 0,52 % par an; les neuroleptiques ont connu une stabilité encore plus grande avec une baisse de 0,33 % par an en moyenne. En revanche, l'évolution totale de la classe des psychotropes est due à l'augmentation des ventes d'antidépresseurs. De 1990 à 1994, cette classe thérapeutique a connu une augmentation de 5,63 % par an en moyenne. La classe la plus stable, celle des neuroleptiques, a été prescrite en 1990 à raison de 22 528 600 boîtes dans l'année et a connu des ventes de 22 229 000 boîtes en 1994. La classe qui a le plus augmenté, celle des antidépresseurs, a connu des ventes de 34 316 000 boîtes en 1990 et de 42 725 600 boîtes en 1994.

Évaluées en chiffres d'affaires, les ventes de psychotropes ont bien entendu connu, sur la même période, des variations identiques dans leur nature, mais dont l'ampleur est strictement fonction du prix des produits. Les produits récents existent surtout dans la classe des antidépresseurs, où deux médicaments représentent un groupe important par rapport au reste de la classe. Les tranquillisants, les hypnotiques et les neuroleptiques n'ont pas connu de changements significatifs sur l'évolution moyenne des coûts.

L'évolution du marché général a été marquée par une hausse en dépenses de 6,13 % en moyenne par an qui se décompose de la manière suivante : antidépresseurs (+9,63 %), hypnotiques (+3,61 %), neuroleptiques (+2,44 %), tranquillisants (-0,69 %). Ainsi, la dépense générée par l'augmentation de la prescription d'antidépresseurs représente une hausse régulière de 10 % par an pendant la période considérée.

Les spécificités de la consommation d'anxiolytiques et d'hypnotiques

Une étude du **CREDES** sur la santé et les soins médicaux, réalisée entre 1991 et 1992 par C. Sermet sur un échantillon de douze mille ménages (vingt et un mille cinq cents personnes) suivis chacun pendant douze semaines, nous fournit de précieuses informations sur la consommation d'anxiolytiques et d'hypnotiques en France.

Il ressort de cette enquête que la consommation fluctue avec les variables telles que la catégorie socioprofessionnelle, les revenus, les diplômes, en sens inverse des autres classes thérapeutiques, car elle diminue au fur et à mesure que l'on s'élève dans l'échelle sociale. Chez les actifs, elle est par ailleurs très sensible aux problèmes d'insertion au travail et aux difficultés rencontrées dans la vie professionnelle.

En douze semaines, 11 % de l'ensemble de l'échantillon effectue au moins un achat d'anxiolytique ou d'hypnotique. Ces produits représentent une dépense annuelle de 33,61 francs par personne, soit 2,7 % de l'ensemble de la dépense pharmaceutique. D'autre part, 58 % des adultes ayant acquis un anxiolytique ou un hypnotique déclarent en consommer régulièrement (au moins une fois par semaine depuis au moins six mois). Le groupe le plus utilisé est celui des anxiolytiques (près de huit personnes sur dix consomment des anxiolytiques, contre cinq sur dix pour les hypnotiques).

Principalement féminine, la consommation augmente avec l'âge. Entre soixante-cinq ans et soixante-dix-neuf ans, un tiers des femmes et plus d'un homme sur cinq ont acheté au moins une fois des anxiolytiques ou des hypnotiques. Chez les enfants, les garçons consomment plus que les filles, puis la tendance s'inverse et, dès la classe des 16-39 ans, la consommation des femmes devient plus importante que celle des hommes.

Le taux de consommateurs déclarant une consommation régulière suit une évolution parallèle, progressant avec l'âge, de 1,3 % chez les 16-39 ans à 25 % chez les personnes de quatre-vingts ans et plus. La consommation régulière devient prépondérante après quarante ans (60 à 70 % des consommateurs).

Le nombre d'unités acquises par an par les seuls consommateurs réguliers est de 14,4 boîtes. En moyenne, la dépense annuelle est de 293,68 francs, soit 68 % de la dépense totale d'anxiolytiques et d'hypnotiques. 7,6 % des individus sont utilisateurs d'anxiolytiques, 5,1 % des individus sont utilisateurs d'hypnotiques, et environ 1,7 % des utilisateurs consomment les deux types de produits.

La consommation est plus forte chez les nourrissons,

diminue chez les enfants et les adultes jeunes, puis augmente rapidemènt avec l'âge. Chez les tout-petits, la consommation d'hypnotiques (6,3 %) est supérieure à celle des anxiolytiques (2 %). Dès l'âge adulte, celle des anxiolytiques devient largement supérieure.

La dépression, les troubles du sommeil et l'anxiété sont les principaux motifs de consommation. Les anxiolytiques sont prescrits de préférence en cas de dépression (37 %), puis en cas d'anxiété (26 %), enfin contre les troubles du sommeil (22 %). Un mauvais état de santé somatique accroît la consommation d'anxiolytique ou d'hypnotique. Le taux de consommateurs augmente d'autant plus que le pronostic vital est péjoratif. Il en va de même pour le degré d'invalidité.

L'isolement et les difficultés familiales favorisent la consommation d'anxiolytiques et d'hypnotiques, en particulier dans des situations non désirées (comme le veuvage) ou encore instables (les instances de divorce). Ces faits observés traduisent une spécificité de ces médicaments puisque, pour l'ensemble de la consommation pharmaceutique, le statut matrimonial n'a que peu d'influence sur le taux de consommateurs et sur la dépense.

Les ouvriers et employés, les non diplômés et les revenus modestes consomment plus souvent ces produits que les cadres supérieurs et les professions intellectuelles. Là encore, les écarts observés traduisent une spécificité de ces médicaments. Ainsi, les milieux ouvriers ne sont pas globalement des surconsommateurs de pharmacie et les cadres sont plus souvent surconsommateurs de pharmacie que les personnes issues d'autres milieux sociaux.

Les écarts observés selon les revenus permettent d'identifier deux catégories de personnes : les personnes à revenu plutôt faible dont la consommation d'hypnotique ou d'anxiolytique est un peu plus élevée que la moyenne de la population ; les personnes à revenu élevé dont la consommation est en dessous de la moyenne, aussi bien en taux de consommateurs qu'en dépenses. Cette décroissance selon le revenu de la consommation de ces produits est exactement inverse de celle observée pour l'ensemble de la consommation de pharmacie, qui augmente au contraire en même temps que les revenus.

L'absence de couverture complémentaire freine la consommation d'anxiolytiques et d'hypnotiques.

Enfin, le chômage et les difficultés d'insertion professionnelle génèrent une forte consommation de ces produits. Ainsi, les chômeurs ont un fort taux de consommation (57 % de plus que la moyenne). Paradoxalement, l'effet du chômage ne se fait pas sentir chez les femmes. Cependant, ces femmes au chômage sont de très fortes consommatrices d'antidépresseurs, ce que ne sont pas les hommes dans cette situation.

La consommation régulière de psychotropes

Selon une enquête de l'INSEE, du CREDES et du ministère de la Santé (SESI) faite à partir de l'enquête Santé de 1991[1], un peu plus de 11 % des adultes déclarent prendre régulièrement (au moins une fois par semaine et depuis au moins six mois) un médicament psychotrope.

La somme des proportions de consommateurs de chaque type de produit est de 14,2 %, certaines personnes consommant plusieurs types de produits.

Les trois groupes de produits le plus fréquemment utilisés sont donc les tranquillisants (7,3 % des consom-

---

1. Cette enquête, qui procédait par interviews, ne concernait qu'une fraction – quoique très majoritaire – de la population. Surtout, elle ne couvrait pas les personnes vivant en institution (maisons de retraite, services hospitaliers de long séjour, notamment les hôpitaux psychiatriques, prisons). De même, elle couvre très mal les populations marginales ou exclues. Dans toutes ces populations, les problèmes qui motivent les traitements psychotropes sont certainement plus répandus et aigus.

mateurs), les hypnotiques (3,6 %), les antidépresseurs
(2 %).

Type de produit	Proportion de consommateurs (en %)
Psychotropes	11,3
Tranquillisants	7,3
Hypnotiques	3,6
Antidépresseurs	2
Neuroleptiques	0,7
Sédatifs	0,4
Psychostimulants	0,2

D'après une enquête de l'INSEE, du CREDES et du ministère de la Santé (1991).

Près du quart des consommateurs réguliers de psychotropes (2,3 % des individus) ont recours à deux types
de produits ou plus. Les consommateurs réguliers
acquièrent en moyenne vingt boîtes par an.

Les consommations régulières de psychotropes représentent les trois quarts de la consommation globale des
psychotropes, le quart restant étant donc le fait des 89 %
restants de la population.

La part des psychotropes dans l'ensemble de la
consommation pharmaceutique constitue en valeur, selon
l'enquête Santé, 7,6 % des acquisitions des produits pharmaceutiques des adultes, hors appareils et accessoires.
Cette part culmine à plus de 9 % entre quarante et cinquante ans pour les hommes et se maintient de 9 à 11 %
entre trente et soixante-dix ans pour les femmes.

L'enquête montre aussi que les femmes consomment
plus de médicaments psychotropes que les hommes. Les
femmes adultes acquièrent en moyenne 3,7 boîtes par an,
soit 70 % de plus que les hommes. (Il faut noter cepen-

dant que la médicalisation est en général plus forte chez les femmes. Tous médicaments confondus, les femmes adultes consomment en moyenne 60 % de plus que les hommes). Les consommatrices régulières sont moitié plus nombreuses que les consommateurs : 14 % au lieu de 9 %.

Plus de la moitié des consommateurs de psychotropes (57 %) ont débuté leur traitement depuis cinq ans au moins, et un tiers depuis dix ans au moins, soit une ancienneté moyenne de sept ans et demi.

La proportion de consommateurs réguliers de psychotropes croît de façon très forte avec l'âge. Après cinquante ans pour les femmes et soixante ans pour les hommes, plus d'une personne sur six y a recours. Ainsi, près de 30 % des femmes sexagénaires en consomment régulièrement (surtout des tranquillisants, puis des hypnotiques).

Les personnes isolées (veufs) consomment plus de médicaments psychotropes.

L'activité a également une incidence sur le recours de longue durée aux médicaments psychotropes. Ainsi, parmi les hommes, ce sont les chômeurs qui déclarent consommer le plus souvent des psychotropes (correction faite des effets dus à l'âge). L'écart avec les hommes qui occupent un emploi est important : la consommation des chômeurs est trois fois plus élevée (cet écart est surtout dû aux tranquillisants). La proportion des consommatrices régulières parmi les chômeuses dépasse seulement d'un tiers celle des femmes qui travaillent (cet écart est surtout dû aux antidépresseurs). La proportion des consommatrices régulières parmi les femmes au foyer est légèrement plus élevée que parmi les chômeuses.

La durée limitée de la prescription est-elle respectée ?

À la suite du rapport Legrain sur la consommation des tranquillisants et des hypnotiques (1990) des limites à la durée de prescription de ces médicaments ont été rendues obligatoires. Une enquête nationale, réalisée par le Service médical du régime général de l'assurance maladie, s'est intéressée au respect de cette limitation chez les médecins et les pharmaciens. L'étude a concerné les demandes de règlements de médicaments présentés dans toutes les caisses d'assurance maladie au cours d'une semaine de mai 1993. Une observation particulière a été faite sur les durées de prescription spécifiques des médicaments à visée hypnotique et anxiolytique. Ces résultats sont représentatifs de la consommation des bénéficiaires du régime général de l'assurance maladie, soit environ 80 % de la population française.

Il apparaît que 14,81 % des ordonnances analysées comportent au moins la prescription d'un médicament anxiolytique ou hypnotique. Parmi ces ordonnances, 83 % de ces prescriptions sont faites par des médecins généralistes. Parmi les produits à visée hypnotique et anxiolytique prescrits, 69,41 % sont des anxiolytiques.

Le Témesta® et le Lexomil® sont les anxiolytiques les plus prescrits. Ils occupent les troisième et cinquième places dans la liste des produits les plus prescrits au sein de tous les médicaments. Dans 70 % des cas, ils sont prescrits seuls, c'est-à-dire sans prescription concomitante d'un autre anxiolytique ou hypnotique.

L'Imovane®, le Stilnox® et le Rohypnol® sont les hypnotiques les plus prescrits. Ces trois produits représentent 58 % des prescriptions d'hypnotiques. Leur prescription ne s'accompagne de celle d'aucun autre produit anxiolytique ou hypnotique dans 60 % des cas.

Les associations de plus de deux anxiolytiques et/ou hypnotiques représentent moins de 3,5 % des ordonnances (association de deux anxiolytiques pour 6,4 %, association de deux hypnotiques pour 0,62 %).

Il y a significativement plus de médicaments par ordonnance lorsque celle-ci comporte une prescription d'anxiolytique et/ou d'hypnotique (nombre moyen de médicaments par ordonnance, m = 5,15) que lorsqu'elle n'en comporte pas (m = 2,9).

S'agissant des ordonnances elles-mêmes, on constate que 87,7 % des prescriptions mentionnent la posologie, 61,6 % des prescriptions mentionnent la durée de prescription, 38,1 % des prescriptions mentionnent le nombre de conditionnements prescrits, 10,3 % des prescriptions ne mentionnent que le nombre de conditionnements. La comparaison de la qualité rédactionnelle des ordonnances entre anxiolytiques et/ou hypnotiques et anti-infectieux est de façon significative meilleure dans le cas de la prescription d'anti-infectieux.

L'arrêté du 7 octobre 1991, paru au *Journal officiel* du 24 novembre 1991, limite la durée de prescription des anxiolytiques à douze semaines et celle des hypnotiques à quatre semaines (sauf Halcion®, limité à deux semaines). Les médecins ont respecté les règles de durée de prescription dans 78,5 % des cas. Les médecins généralistes ont rédigé 83 % des ordonnances comportant des anxiolytiques ou des hypnotiques, contre 70,5 % de toutes les ordonnances reçues. Les psychiatres et les neuropsychiatres, ainsi que les praticiens hospitaliers lors des consultations externes, prescrivent mieux les anxiolytiques et les hypnotiques, au regard de la conformité de la prescription à l'arrêté du 7 octobre 1991.

L'article R5148 bis du Code de la santé publique précise que le pharmacien est tenu de délivrer le conditionnement le plus approprié à la posologie et à la durée du traitement prescrit. En l'absence d'indication de la posologie et de la durée du traitement, le pharmacien est tenu de délivrer le plus petit modèle de conditionnement commercialisé. L'article R5148 bis précise de plus qu'il ne peut être délivré en une seule fois une quantité de médicaments correspondant à une durée de traitement supérieure à un mois. La conformité de la délivrance diffère significativement entre anxiolytiques/hypnotiques et anti-infectieux dans le sens d'une meilleure délivrance des anti-infectieux. Cependant, leur délivrance est améliorée quand il est fait mention de la posologie.

Enquête sur les prescriptions de benzodiazépines
dans la circonscription de Haguenau

Les précédentes études ne sont évidemment représentatives que des échantillons sur lesquels elles ont été réalisées. Cependant, la grande homogénéité des résultats obtenus d'une étude à l'autre incline à penser que la généralisation ne serait pas abusive. Voici par exemple une étude remarquable par sa rigueur, sa méthodologie et qui amène à réfléchir. Elle a été réalisée dans le cadre de la CNAM par J.-J. Zamperini et M. Trutt, et a été présentée dans la *Revue médicale de l'Assurance Maladie* en 1993.

Cette enquête se proposait de répondre à trois questions. Qui prescrit, à qui, pourquoi? Les règles actuelles de prescriptions sont-elles respectées pour les traitements récents? Sinon, quelles sont les causes de non-respect?

La première phase de l'enquête a porté sur l'ensemble des consommateurs, c'est-à-dire sur la totalité des prescriptions remboursées pendant trois jours au quatrième trimestre de 1991.

Il apparaît que les médecins libéraux effectuent la plus grande part des prescritions de benzodiazépines: 97,8 %, dont 91,5 % émanant des généralistes. Dans près d'un cas sur deux, le prescripteur actuel n'est pas celui qui a initié le traitement. Ce changement de prescripteur s'effectue souvent d'un généraliste à l'autre. Près de 13 % des traitements ont été initiés à l'occasion d'une hospitalisation.

Les consommateurs récents (depuis moins d'un an) représentent moins de 14 % de l'échantillon. Les personnes de soixante ans et plus représentent 55,3 % des consommateurs. Les femmes sont majoritaires (62 %).

Dans 83,5 % des cas, il s'agit d'une monothérapie par benzodiazépine (prescription de deux benzodiazépines = 15,3 %; trois benzodiazépines = 1,2 %). La spécialité la plus prescrite est le Témesta®, qui représente 27,9 % des prescriptions. Les hypnotiques représentent 26,2 % des prescriptions.

La deuxième phase de l'enquête a concerné les consommateurs ayant débuté leur traitement en 1991.

Pour cette courte durée de traitement, seuls 84,5 % des prescripteurs actuels ont eux-mêmes initié le recours aux benzodiazépines. Les médecins généralistes sont toujours majoritaires (88,2 %).

Dans 89 % des cas, il s'agit d'une monothérapie (la différence est significative avec l'échantillon initial : 83,5 %).

L'imprécision du diagnostic indique un flou dans la maîtrise des indications à la prescription des benzodiazépines. Dans 40 % des cas, il n'y a pas de diagnostic posé. On remarque le traitement de pathologie étiquetée « syndrome dépressif » par des anxiolytiques seuls. Dans 38 % des cas, la posologie n'est pas précisée.

On remarque aussi l'impossibilité très précoce pour un nombre non négligeable de cas d'arrêt du traitement par phénomène de rebond et sevrage.

À noter qu'au bout d'un délai moyen de sept mois, le traitement est poursuivi dans 45 % des cas.

Plus de 10 % des cas nouvellement traités entreraient selon l'étude chaque année dans le groupe des patients traités au long cours aux benzodiazépines, et ce de façon non conforme aux recommandations.

Dans 56,8 % des cas, l'assuré a demandé explicitement la prescription.

Toutes ces données montrent bien que l'essentiel de la prescription des médicaments dits psychotropes concerne les tranquillisants et les hypnotiques. Les obligations légales de limite de la durée de prescription, issues du rapport Legrain, ont en fait eu très peu d'impact sur les habitudes de prescriptions antérieures à ces obligations.

Pour terminer sur ces considérations générales, et pour resituer les psychotropes dans la consommation globale des médicaments, on peut indiquer les notions suivantes :

Si l'on considère les ventes générales de médicaments en unités, le premier médicament psychotrope à apparaître dans la liste est le Témesta® au dixième rang (tranquillisant), puis le Lexomil® au vingt-deuxième rang (tranquillisant), et enfin le Prozac® au vingt-quatrième rang (antidépresseur).

Si l'on s'intéresse aux ventes de médicaments en général en chiffres d'affaires (chiffres d'affaires hors taxes), le premier médicament est le Mopral® (anti-ulcéreux), le deuxième est le Prozac® (antidépresseur).

Si l'on s'intéresse aux ventes de médicaments en prescriptions, c'est-à-dire au nombre de fois où l'on retrouve le nom d'un médicament sur une ordonnance, quelles que soient par ailleurs les posologies utilisées, on trouve le Lexomil® en cinquième position (tranquillisant), le Témesta® en septième position (tranquillisant) et le Prozac® en dix-septième position (antidépresseur).

Ces informations peuvent paraître anecdotiques, mais elles montrent que la nature des unités choisies n'est pas indifférente pour situer un médicament dans un marché.

Sur les chiffres qui vont suivre

Parler des médicaments psychotropes en France, à l'heure actuelle, c'est parler de la prescription. On ne sait quasiment rien, en effet, de la réalité de la consommation : les opérations tentées auprès des consommateurs pour récupérer les médicaments non utilisés n'ont apporté aucune donnée consistante, et les enquêtes de vaste envergure que les caisses d'assurance maladie pourraient réaliser ne le sont pas, comme on l'a vu, faute de disponibilité et de moyens.

Les données quantitatives sur les médicaments psychotropes proviennent des pannels utilisés par le marketing de l'industrie pharmaceutique. Il s'agit d'outils à vocation internationale comme l'IMS (Informations Médicales et Statistiques) ou à vocation plus spécifiquement française comme le DOREMA et le GERS. L'IMS recueille des informations auprès de quatre mille officines et extrapole les données à l'ensemble du territoire national. Le GERS, au contraire, prend en compte la totalité des officines françaises ; mais les résultats ainsi obtenus ne sont pas le produit d'un travail statistique.

Tous les produits industriels et les biens de consommation sont évalués de la même manière dans le monde entier. Pour ce qui nous concerne ici, des entreprises privées s'en chargent qui vendent exclusivement à l'industrie pharmaceutique, moyennant des clauses de confidentialité, des données quantifiées relatives aux médicaments et présentées selon des critères extrêmement variés (chiffres d'affaires, parts de marché, prescriptions, unités, etc.). Ces chiffres sont destinés aux responsables marketing. Ils leur permettent de prévoir, de comparer, d'évaluer les performances des médicaments qu'ils sont chargés de promouvoir comme les caractéristiques des produits concurrents.

Les chiffres fournis à l'industrie pharmaceutique ne sont pas tous obtenus de la même façon. Les méthodes employées varient selon la nature des pannels et des maisons qui les vendent. Certains opèrent par sondages sur un nombre limité d'ordonnances, puis s'autorisent à des extrapolations généralisées à l'ensemble du territoire au moyen de calculs statistiques. D'autres s'essayent à un relevé global et exhaustif de la prescription. Les indicateurs qui permettent d'arriver aux chiffres proposés peuvent venir des grossistes ou des officines pharmaceutiques. D'autres méthodes utilisent des calculs émanant de données fiscales. On voit que la situation est loin d'être claire et que les évaluations en fonction des méthodes choisies et des buts poursuivis peuvent connaître des marges de variations non négligeables.

Il faut rappeler que ne seront prises en compte, parmi les données présentées, que celles qui concernent les prescriptions en médecine libérale, qu'elles soient le fait des médecins généralistes, des psychiatres ou d'autres spécialistes, à l'exclusion des prescriptions hospitalières. Ces prescriptions toucheront exclusivement l'adulte désigné traditionnellement sous le terme « habitant de plus de quinze ans ». Ce qui est entendu sous le terme de « médicament psychotrope » dans ce rapport ne s'appliquera qu'à quatre grandes classes thérapeutiques : les tranquillisants, les hypnotiques, les neuroleptiques, les antidépresseurs.

La classification retenue est celle du répertoire international ATC dont les correspondances seront à chaque fois indiquées par rapport à la base de données LIBRA de l'Agence du médicament. C'est ainsi que les normothymiques ou thymorégulateurs (sels de lithium, carbamazépine, etc.) ont été écartés, car leur consommation s'effectue dans une clarté qui ne soulève aucune question. Il s'agit de la classe NO5AN. De même ont été écartés les psychostimulants (classe NO6B) ainsi que certains psychotropes dont l'utilisation est confidentielle, correspondant par exemple à des associations (NO6CA, NO6CB).

Lorsque l'on parlera de médicaments psychotropes en général, on prendra donc en considération les classes suivantes : les anxiolytiques ou tranquillisants (classe NO5B), les hypnotiques et sédatifs (classe NO5C), les neuroleptiques ou antipsychotiques (classe NO5A), les antidépresseurs (classe NO6A).

En ce qui concerne les hypnotiques (classe NO5C), il s'agira en règle de médicaments de la famille chimique des benzodiazépines ou qui leur sont apparentés par le mécanisme d'action (Zolpidem®, Zopiclone®). Dans les rares cas où l'on évoquera des produits hypnotiques n'appartenant pas à la famille des benzodiazépines, ou éventuellement des produits sédatifs, leurs caractéristiques seront clairement indiquées. Pour simplifier la compréhension du texte, les sous-classes éventuelles de médicaments existant dans chacune des grandes classes évoquées ci-dessus ne seront pas indiquées par des numéros de code, mais par le nom chimique ou le mécanisme d'action réputé prévalent. C'est ainsi que l'on ne parlera pas, dans la classe NO6A (antidépresseurs), des produits NO6AB mais des inhibiteurs sélectifs de la recapture de la sérotonine (IRS).

Obtenir des données quantifiées sur les caractéristiques quantitatives des médicaments psychotropes n'est pas chose facile. Les difficultés se caractérisent en trois mots : opacité, complexité et confidentialité confinant parfois au secret.

Les pouvoirs publics n'ont pas accès à toutes les informations au plan mondial et l'accès aux données concernant la France est relativement récent. Le choix des unités est toujours critiquable. Il peut compliquer encore les interprétations et les comparaisons au sein d'un même pays et *a fortiori* entre pays différents. C'est pourquoi il paraît raisonnable de se contenter d'indications de tendances évolutives, d'autant que, même avec des unités identiques, les résultats diffèrent parfois en fonction de la source des documents, c'est-à-dire entre laboratoires pharmaceutiques différents. Bien sûr, tout le monde se base sur les mêmes pannels, mais la manière de les traiter et de les présenter peut varier.

D'une façon générale, les descriptions seront données en unités fractionnées (UF) par habitant de plus de quinze ans. Les unités fractionnées prennent en compte le nombre d'unités du médicament par conditionnement.

Il faut rappeler qu'à aucun moment il ne sera possible de différencier les ventes de médicaments – quelle que soit l'unité utilisée (UF, boîtes, etc.) – et la consommation réelle par les patients. Cette différence a des conséquences non négligeables. Le gaspillage est un aspect économique.

Mais la mauvaise observance, c'est-à-dire le non-respect de la prescription, peut jouer un rôle sur la durée des symptômes ou la survenue des complications. Enfin, le stockage dans les pharmacies familiales est extrêmement dangereux. Il permet de trouver facilement une matière première pour les tentatives de suicide et l'on sait que le moyen de loin le plus fréquent utilisé au cours des tentatives de suicide est l'intoxication médicamenteuse. Ce stockage est également dangereux pour les jeunes enfants, surtout en l'absence de conditionnement de sécurité. En effet, en cas d'ingestion accidentelle par de jeunes enfants, certains produits peuvent être mortels. Il existe certes une énorme résistance à la délivrance fractionnée des médicaments strictement en fonction de l'ordonnance, mais les arguments avancés ne sont pas toujours convaincants.

Avant d'aborder plus en détail et séparément les quatre grandes classes de psychotropes, il est instructif de se pencher sur une étude récente publiée par le CREDES en décembre 1994 et réalisée par T. Lecomte.

L'auteur, dans cette étude, utilise une unité qui est la DDD (Defined Daily Dose), c'est-à-dire la quantité théorique de principe actif par jour de traitement contenue dans un conditionnement. L'étude est réalisée à la fois à partir des données de l'IMS, mais également par enquêtes se basant sur les entrées en officine validées par l'évaluation des sorties des laboratoires. Dans cette étude sont exclus les hôpitaux et les autres distributeurs. Il semble que ce volume soit peu important en France (environ 12 %) alors qu'il peut être beaucoup plus important dans d'autres pays qui serviront de comparaison comme le Royaume-Uni (27 %). Dans ce pays, certaines classes thérapeutiques comme les analgésiques peuvent échapper jusqu'à 40 % à la présence en officine. Outre les éléments de comparaison entre la France et trois autres pays d'Europe qui sont l'Allemagne, l'Italie et le Royaume-Uni, l'intérêt de cette étude est d'attirer l'attention sur des particularités culturelles qui peuvent induire des différences notables quand il s'agit d'établir des comparaisons. C'est ainsi que la phytothérapie est largement utilisée en Allemagne, en particulier dans les indications des tranquillisants et des hypnotiques.

21 % du marché des indications de psychotropes sont représentés en Allemagne par la phytothérapie, contre 6,7 % du marché en France. Pour les seuls troubles du sommeil, la phytothérapie est utilisée dans 40 % des cas. Quoi qu'il en soit, cette étude montre clairement que la France demeure la première consommatrice de médicaments psychotropes quels qu'ils soient et quelle que soit l'unité considérée par rapport aux autres pays d'Europe, qu'il s'agisse du nombre de boîtes, de la DDD ou de la dépense pour mille habitants.

En ce qui concerne les *psycholeptiques*, c'est-à-dire les neuroleptiques (N5A), les hypnotiques (N5B) et les tranquillisants (N5C), les comparaisons s'établissent ainsi entre l'Allemagne, la France, l'Italie et le Royaume-Uni :

En unités, pour 1 000 personnes et par jour	
Allemagne de l'Ouest	69,3
France	222,8
Italie	88,9
Royaume-Uni	70,9

En DDD, pour 1 000 personnes et par jour	
Allemagne de l'Ouest	36,3
France	128,5
Italie	51,2
Royaume-Uni	33,2

Si l'on affecte à la France un indice 100, *les chiffres sont les suivants :*	
Allemagne de l'Ouest	31,1
France	100,1
Italie	39,9
Royaume-Uni	31,8

La répartition en nombre de DDD vendues pour 1 000 personnes *et par jour s'effectue ainsi :*			
	Neuroleptiques N5A	Hypnotiques N5B	Anxiolytiques N5C
Allemagne de l'Ouest	6,28	17,43	12,62
France	9,41	49,92	69,18
Italie	2,60	19,68	28,92
Royaume-Uni	3,80	22,31	7,05

D'après une enquête du CREDES (1994).

Pour les psychoanaleptiques, les classes se répartissent ainsi : antidépresseurs (N6A) ; antidépresseurs associés à un neuroleptique (N6C) ; autres psychostimulants (N6D). Bien évidemment, la classe N6A des antidépresseurs est majoritaire d'une façon écrasante parmi ces trois sous-classes des psychoanaleptiques.

Ce qui est à remarquer, est que l'ensemble des psycho-analeptiques représente quarante et un produits en France pour cent six produits en Allemagne. Les comparaisons s'établissent ainsi :

En unités, pour 1 000 personnes et par jour	
Allemagne de l'Ouest	34,7
France	108,1
Italie	43,6
Royaume-Uni	34,6

Si l'on affecte à la France un indice 100, les chiffres sont les suivants :	
Allemagne de l'Ouest	31,9
France	100
Italie	40,4
Royaume-Uni	32,2

En DDD, pour 1 000 personnes et par jour	
Allemagne de l'Ouest	11,9
France	27,3
Italie	11,2
Royaume-Uni	13,8

La répartition en DDD pour 1 000 personnes et par jour s'effectue ainsi :			
	N6A	N6C	N6D
Allemagne de l'Ouest	9,32	0,16	2,38
France	22,9	0,14	4,82
Italie	5,94	0,87	4,37
Royaume-Uni	13,8	0,58	0

Chapitre VI

LES TRANQUILLISANTS

Avec près de quatre-vingts millions de boîtes vendues en 1994 générant un chiffre d'affaires de plus d'un milliard de francs, les tranquillisants demeurent, et de très loin, les psychotropes les plus utilisés en France [1]. Entre 1990 et 1994, le volume des ventes a accusé une légère tendance à la baisse, avec une moyenne de − 1,74 % par an ; en valeur, cependant, on enregistre une certaine stabilité, avec une moyenne de − 0,69 % par an. Le lancement d'un nouvel anxiolytique en 1991, puis son retrait en 1994 n'ont pas fondamentalement modifié cette évolution.

Si l'on se réfère au Vidal dans son édition de 1994, on constate que le marché des tranquillisants est dominé par les benzodiazépines (dix-sept molécules) dont il convient de noter au passage que toutes ont exactement les mêmes propriétés pharmacologiques ; on trouve aussi du méprobamate (deux formes de commercialisation) et divers anxiolytiques (cinq molécules). Les six produits les plus

---

1. Très exactement 79 606 700 boîtes de tranquillisants ont été vendues dans notre pays en 1994. À titre de comparaison, il s'est vendu cette année-là 67 046 500 boîtes d'hypnotiques, 42 725 600 boîtes d'antidépresseurs et 22 229 000 boîtes de neuroleptiques.

utilisés sont des benzodiazépines et représentent 70,8 % du marché.

Il est impossible de savoir dans quelles conditions, pour quel diagnostic, voire pour quel symptôme, ces médicaments sont prescrits, car il n'existe aucune donnée fiable à ce sujet. Des pannels comme le DOREMA fournissent bien quelques indications, mais les conditions méthodologiques sur lesquelles reposent les données ne peuvent pas garantir la véracité de ces diagnostics et encore moins une généralisation à l'ensemble des prescripteurs. C'est donc de manière très approximative que l'on pense que la prescription s'effectue dans 60 % des cas environ pour des troubles anxieux, des troubles de la personnalité, des pathologies organiques, ou d'autres troubles neuropsychiatriques. On sait également que l'utilisation d'anxiolytiques est revendiquée en présence de « symptômes d'allure anxieuse », chez des hypertendus, lors de cardiopathies ischémiques. On ne dispose d'aucune information pour 15 % des cas environ. En fait, comme on le verra, le mot « anxiété » appartenant au vocabulaire de tous les jours, il peut suffire qu'un patient dise : « Je suis anxieux » pour que le médecin considère qu'il présente effectivement un trouble anxieux et que, dès lors, un anxiolytique lui soit prescrit.

En observant la plus grande prudence, on peut essayer de comparer la situation de la France à celle de certains autres pays d'Europe comme l'Allemagne, l'Espagne, l'Italie, le Royaume-Uni et la Belgique. Prudence, d'abord, parce que les unités dont nous disposons pour évaluer cette prescription sont disparates d'un pays à l'autre ; en revanche, l'allure générale des évolutions peut apporter des informations intéressantes, quoique limitées. Prudence, ensuite, parce qu'il faut tenir compte de tous les facteurs de variation. Des différences importantes peuvent être expliquées par l'hétérogénéité des systèmes de protection sociale, de l'accès aux soins, du remboursement des produits, des habitudes de vie, des données culturelles, etc. Ainsi, la Belgique, deuxième pays consommateur d'anxiolytiques en Europe, présente une différence de consommation selon que l'on s'intéresse à sa partie flamande ou à sa partie wallonne, la seconde étant la plus grande consommatrice d'anxiolytiques. Pour établir cependant un élément de comparaison, nous avons ramené les ventes des anxiolytiques en Europe en unités fractionnées (UF) par habitant de plus de quinze ans.

Pays	1990	1991	1992	1993	1994
France	68,100	67,420	66,880	64,710	62,310
Allemagne de l'Ouest	12,410	15,190	14,760	13,350	12,980
Espagne	27,560	28,490	29,780	30,820	32,310
Italie	25,620	25,310	25,230	25,850	25,970
Royaume-Uni	9,180	8,880	8,410	8,360	7,960
Belgique	47,380	46,890	47,060	46,810	45,400

Tableau 1. Anxiolytiques en UF par habitant de plus de 15 ans

Comme on le voit, la France arrive en tête des pays consommateurs d'anxiolytiques, suivie par la Belgique, l'Espagne (avec des valeurs ayant tendance à augmenter, mais qui restent toutefois, en 1994, inférieures de 50 % à celles de la France), l'Italie (extrêmement stable au fil du temps), l'Allemagne de l'Ouest (très stable elle aussi, même si on enregistre un pic de croissance en 1991-1992) et, pour finir, le Royaume-Uni, où la consommation d'anxiolytiques, en baisse régulière depuis 1990, est presque huit fois moindre que dans notre pays.

Outre des variations extrêmes entre la France et le Royaume-Uni, il est frappant de constater, malgré de légères variations positives ou négatives d'une année sur l'autre, la remarquable stabilité de la consommation dans tous ces pays entre 1990 et 1994. Dans le cas de la France, il est intéressant de se souvenir que, durant cette période, les pouvoirs publics ont limité la durée de prescription, sur une même ordonnance, d'un traitement tranquillisant par benzodiazépines. Même si cette recommandation a été suivie, il semble donc qu'elle ait très peu affecté la consommation globale ; vraisemblablement, au bout de la douzième semaine maximum de traitement ou au cours de la treizième semaine, une nouvelle ordonnance devait être prescrite pour une nouvelle période de douze semaines.

Une autre comparaison intéressante est celle qui prend en compte les « journées de traitement » par habitant pour 1994. Le nombre de journées de traitement est rapporté à la population de plus de quinze ans de chaque pays.

Pays	*Population de plus de 15 ans × 000*	*Journées de traitement × 000*	*Journées par habitant*
Allemagne	55.016	192.000	3,5
Belgique	8.188	283.745	34,6
Italie	47.653	710.351	14,9
Grande-Bretagne	46.669	145.941	3,1
France	46.248	1 636.271	35,4

Tableau 2. Journées de traitement par habitant 1994

En rapprochant journées de traitement et nombre d'habitants de plus de quinze ans, on constate les positions dominantes et équivalentes de la France et de la Belgique, et, à l'inverse, le nombre très faible de journées de traitement par habitant en Grande-Bretagne et en Allemagne.

En mars 1984, Michel Detilleux publiait dans *La Lettre médicale* un texte sur l'usage des benzodiazépines qui reste, aujourd'hui encore, d'une totale actualité [1]. « La première rencontre des prescripteurs français avec les benzodiazépines, écrivait-il, remonte à un peu plus de vingt ans. Aujourd'hui, plus de trente représentants de cette famille se partagent un énorme marché mondial. Leur banalisation les a fait largement déborder du champ de la décision médicale. De médicament, les benzodiazépines sont devenues "phénomène de société". Si leur délivrance continue de se faire uniquement sur prescription, celle-ci tend à s'imprégner d'un certain laxisme, la reconduction de traitements en cours et la régularisation d'automédication de fait paraissant l'emporter sur la critique des indications. » Après avoir constaté le record franco-belge en matière de consommation, Michel Detilleux insistait sur le fait que la prévalence de la consommation quotidienne d'anxiolytiques pendant plus d'un mois avait augmenté en France de près de 30 % en dix ans. En 1981, la prévalence de l'usage quotidien depuis plus d'un an atteignait 5 % dans la population française adulte contre 1,6 % aux États-Unis et 0,5 % en Suède. « C'est, concluait Detilleux, l'extrême banalisation comme anxiolytique des benzodiazépines qui paraît la plus préoccupante. On peut voir là le reflet d'une perception quelque peu pervertie de ce qui constitue la trame de toute personnalité et de toute activité humaine. Le sentiment de tension, occasionnellement d'anxiété, est une composante de notre personnalité. En deçà d'un certain seuil, il contribue à notre activité, et même à nos « performances ». On doit donc s'interroger sur le bien-fondé de l'intervention médicale, et plus précisément médicamenteuse, en réponse à des questions formulées le plus souvent en termes d'inconfort. On ne devrait pas perdre de vue le fait que les benzodiazépines sont créditées d'un effet désinhibiteur et qu'à ce titre elles peuvent être considérées comme de véri-

---

1. Michel Detilleux, « Regard critique sur l'usage des benzodiazépines », *La Lettre médicale*, 84, mars 1984.

tables psychotropes, modificateurs potentiels de la personnalité et des comportements. »

Dans son article, Michel Detilleux demandait qu'une « plus large place [soit] faite dans les prescriptions de benzodiazépines au traitement de courte durée, de quelques jours à deux semaines, et [que] la justification de cette attitude [soit] donnée aux patients ». Cinq ans plus tard, en 1989, les professeurs Dubois, Got, Grémy, Hirsch et Tubiana signaient un rapport [1] dans lequel ils s'intéressaient particulièrement aux psychotropes et, surtout, aux benzodiazépines utilisées comme anxiolytiques ou comme hypnotiques. Les cinq « sages » proposaient une limitation du remboursement de ces médicaments aux seuls malades atteints d'une affection de longue durée. Ils proposaient également diverses mesures concernant la présentation, la prescription et la publicité de ces médicaments. À la suite de ce rapport, aucune action ne fut entreprise par les pouvoirs publics.

Quelques mois plus tard, en septembre 1989, le Syndicat national de l'industrie pharmaceutique (SNIP) organisait, avec des moyens très importants, un groupe de réflexion sur les hypnotiques et les tranquillisants. Marcel Legrain, ancien président, au sein de l'Agence du médicament, de la Commission d'autorisation de mise sur le marché, s'en voyait confier la coordination. Trois groupes de travail distincts réunirent un grand nombre d'experts et de collaborateurs ayant toutes les possibilités financières de documentation, de recherches, d'accès aux données quantifiées, voire de mise en œuvre de travaux de recherches spécifiques. Le résultat fut un très consistant travail, présenté sous la forme d'un rapport abordant la totalité des aspects qui présentent un intérêt dans le domaine des tranquillisants et des hypnotiques.

Le rapport Legrain émet nombre de recommanda-

---

1. G. Dubois, C. Got, F. Grémy, A. Hirsch, M. Tubiana, *L'Action politique dans le domaine de la santé publique et de la prévention*, rapport remis au ministère de la Santé, 1989.

tions parmi lesquelles je retiendrai tout d'abord celles qui concernent les traitements de courte et de longue durée, et les stratégies non médicamenteuses.

Traitements de courte durée : « Comme tout traitement pharmacologique d'un trouble psychique, un traitement anxiolytique ou hypnotique ne peut être qu'un élément de la prise en charge. Il doit se dérouler dans le cadre d'une relation thérapeutique entre médecin et malade. »

Traitements de longue durée : « La nécessité d'une prise en charge globale du malade est encore plus importante dans le traitement de ces malades chroniques [...] un traitement de longue durée par hypnotique doit être l'exception du fait de l'accoutumance rapide à l'effet hypnotique de tous les produits utilisés. »

Stratégies non médicamenteuses : « [...] la plus importante et la plus accessible est certainement l'écoute et le soutien psychologique du médecin face à un malade anxieux ou insomniaque. Elle devrait être l'intervention initiale dans tous les cas, et, en l'absence de pathologie sous-jacente avérée, rester la seule dans un grand nombre d'états anxieux et d'insomnies liées à une situation de stress transitoire. L'efficacité a été bien démontrée, même dans les cas pour lesquels le médecin avait envisagé un traitement médicamenteux. [...] Une sensibilisation des médecins à l'importance thérapeutique de l'écoute et du soutien psychologique et la valorisation de cet aspect peuvent être un élément crucial pour l'utilisation plus restreinte des médicaments. »

Six ans plus tard, on peut faire les mêmes constats. Autrement dit, la situation n'a pratiquement pas changé depuis 1989. La France demeure le pays qui consomme le plus d'anxiolytiques et d'hypnotiques de la classe des benzodiazépines. Par rapport à 1984, le pourcentage des consommateurs utilisant les tranquillisants et les hypnotiques d'une façon chronique a régulièrement augmenté, même si la consommation globale est restée stable ou a diminué légèrement. Le rapport Legrain stipulait d'ailleurs, dans l'une de ses conclusions : « Au total, les différentes études comparables donnent des résultats concordants sur la consommation globale des tranquillisants et des hypnotiques en France. Entre 25 et 30 % des Français ont consommé un de ces produits au moins une fois dans l'année écoulée. La moitié des consommateurs en a un usage occasionnel (prise irrégulière de moins d'un mois). Environ 25 à 30 % des consommateurs utilisent les tranquillisants et les hypnotiques d'une façon chronique (quasi quotidiennement depuis plus d'un an). »

Le rapport était néanmoins très pessimiste sur l'éventualité d'une diminution de la consommation : « Enfin, on dispose actuellement de peu d'informations sur l'impact d'une diminution de la consommation de médicaments anxiolytiques, hypnotiques et tranquillisants, sur : les suicides, la consommation d'alcool ou les drogues et substances plus dures que le médicament, les comportements alimentaires. » Un peu plus loin, on pouvait lire, à propos d'une limitation éventuelle du remboursement aux seuls malades atteints d'affections de longue durée (mesure proposée dans le rapport des « sages » de 1989) : « Une telle mesure risquerait de déplacer les prescriptions vers d'autres classes thérapeutiques moins efficaces et plus dangereuses, ou de faciliter l'essor d'alternatives plus coûteuses ou d'efficacité mal démontrée. L'absence de remboursement ne peut à elle seule freiner la consommation de ces médicaments comme le prouve l'exemple de la Belgique. Dans ce pays, le recours aux hypnotiques et tranquillisants est très important, proche de celui de la France, en dépit du fait que ces médicaments ne sont pas remboursés. » L'exemple de la Belgique montre au contraire que le déremboursement n'a en rien transféré la prescription vers des éventualités terrifiantes. D'autre part, le déplacement de prescription serait dû aux médecins prescripteurs dont on peut imaginer qu'ils ne sont pas irresponsables au point de prescrire des classes thérapeutiques « moins efficaces et plus dangereuses » ou encore qu'ils permettraient de « faciliter l'essor d'alternatives plus coûteuses et d'efficacité mal démontrée ».

En fait, si la consommation de benzodiazépines a considérablement baissé dans un pays comme la Grande-Bretagne, il faut en très grande partie y voir la conséquence des campagnes vigoureuses d'information du grand public et des médecins menées par les pouvoirs publics. En revanche, l'absence de toute incidence du déremboursement sur la consommation dans un pays comme la Belgique amène forcément à se poser la question de l'importance de la population authentiquement dépendante garantissant une certaine stabilité de la consommation. Quelles que soient les vertus irremplaçables des benzodiazépines dans de nombreux cas de pathologies authentiques au prix d'un respect strict des règles d'un bon usage, ces produits n'en demeurent pas moins des substances potentiellement toxicomanogènes [1].

---

1. Aucune étude *indépendante de toute pression* n'a été à ce jour réalisée en France pour évaluer la prévalence des sujets réellement pharmacodépendants et les conséquences d'une utilisation chronique sur leur santé.

Chapitre VII

LES HYPNOTIQUES

L'évolution des ventes d'hypnotiques [1] en France est restée remarquablement stable depuis 1990, avec une moyenne de – 0,52 % par an. Si on a enregistré une très légère baisse à partir de 1991 (– 0,05 % entre 1990 et 1991, – 1,32 % entre 1991 et 1992, – 3,02 % entre 1992 et 1993), la hausse est de 2,38 % entre 1993 et 1994, où l'on a vendu quelque soixante-sept millions de boîtes. En revanche, l'évolution moyenne du chiffre d'affaires sur cinq ans connaît une hausse de 3,61 %, passant d'un peu plus de six cent vingt-cinq millions de francs en 1990 à presque sept cent vingt et un millions de francs en 1994. Le lancement de produits nouveaux explique probablement cette progression.

Les différentes familles d'hypnotiques enregistrent des variations notables au sein de cette tendance globale.

---

1. Schématiquement, les hypnotiques et les sédatifs (classe N5B) se répartissent en quatre grandes familles : les hypnotiques non barbituriques seuls (N5B1), les hypnotiques non barbituriques en association (N5B2), les hypnotiques barbituriques seuls (N5B3), les hypnotiques barbituriques en association (N5B4). La très grande majorité sont des benzodiazépines. Ce que j'en ai dit au chapitre précédent à propos des tranquillisants reste valable dans le cas des hypnotiques.

Ainsi, les hypnotiques non barbituriques en association (N5B2), qui incluent les plantes, sont les seuls dont l'évolution moyenne soit, en volume de ventes, positive (2,64 %). Ce sont également eux qui enregistrent le taux le plus élevé d'évolution moyenne de chiffre d'affaires sur cinq ans (6,65 %). En comparaison, les hypnotiques non barbituriques seuls (N5B1), composés essentiellement de benzodiazépines, connaissent une petite érosion des ventes (– 0,79 %) pour un chiffre d'affaires en progression de 3,39 %. Ils ont donné lieu en 1994 à un peu moins de seize millions de prescriptions [1] pour un chiffre d'affaires hors taxes d'environ deux cent vingt et un millions de francs.

La majorité des consommateurs d'hypnotiques sont des femmes (66,5 % contre 33,5 % d'hommes). Les prescripteurs sont dans plus de 85 % des cas des médecins généralistes. Quant à la répartition des prescriptions, elle varie peu avec l'âge : les 20-39 ans représentent 16 %, les 40-54 ans 21,2 %, les 55-64 ans 16,5 %, les 65-74 ans 20,1 %, les plus de 75 ans 21,5 %.

Notons enfin que les barbituriques, qui constituaient autrefois l'essentiel de la classe des hypnotiques, sont réduits aujourd'hui à la portion congrue (moins de 9 % pour l'ensemble des deux sous-classes N5B3 et N5B4). Il faut dire que leurs inconvénients à long terme, surtout en cas d'intoxication dans un but de suicide, étaient si importants que les benzodiazépines les ont supplantés avantageusement.

Les hypnotiques non barbituriques seuls représentent à eux seuls plus de dix millions de prescriptions pour un chiffre d'affaires hors taxes de quatre cent soixante-six millions de francs. Les cinq produits les plus vendus sont des benzodiazépines ou fortement apparentés. Les deux premiers produits du marché se distinguent en effet des benzodiazépines par leur formule chimique, mais ils pos-

---

1. On entend ici par prescription le relevé d'un nom d'hypnotique sur une ordonnance, tous dosages et toutes formes confondus.

sèdent le même profil pharmacologique et les mêmes types d'action sur le système nerveux central. Les trois produits les plus vendus représentent à eux seuls 66 % de la classe en volume et 70 % en valeur.

Un des produits de cette classe, une benzodiazépine, possède une durée de prescription limitée à deux semaines, alors que celle-ci est limitée pour tous les autres à quatre semaines. Ce produit, dont il ne reste plus sur le marché qu'un dosage faible à 0,125 milligramme, a donné lieu à cent trente huit mille prescriptions en 1994 (soit huit cent dix mille boîtes). Dans 46 % des cas, la limitation de prescription a été respectée. La posologie a été de un comprimé dans 42 % des cas, deux comprimés dans 40 % des cas. Il est intéressant de constater que la suppression du dosage fort qui existait autrefois (0,250 milligramme) n'a pas entraîné de report de prescription sur le dosage faible et que les ventes sont en nette régression depuis la commercialisation de la seule forme à 0,125 milligramme. Ainsi, en 1988, deux cent quarante-trois millions de comprimés avaient été vendus, leur nombre passant à cent quarante-huit millions en 1991, puis à six millions environ en 1994.

Les hypnotiques non barbituriques en association ont réalisé, en 1994, quatre millions de prescriptions et ont réalisé un chiffre d'affaires hors taxes de deux cents millions de francs environ. Deux produits sont concernés par la limitation de prescription à quatre semaines. Il s'agit chaque fois d'associations, dont l'une contient une benzodiazépine. On peut également noter dans ce groupe la présence d'une association phytothérapique largement prescrite, mais avec un profil plutôt anxiolytique.

Dans les pannels de prescription, les produits représentatifs des *hypnotiques barbituriques seuls ou en association* ne sont pas pertinents, car ils ont d'autres visées que « somnifères ». On retrouve ainsi les indications « anti-épileptique », « antithermique et analgésique », « sédatif nerveux ».

Trois produits sont soumis à limitation de prescription et leurs ventes sont confidentielles.

En 1994, les produits hypnotiques remboursables ont représenté 1 % du volume des médicaments remboursés. À titre indicatif, 85,5 % du marché en valeur des hypnotiques est remboursé à 65 % par la Sécurité sociale, 0,1 % du marché est remboursé à 35 %.

Il est intéressant de voir comment se segmente le marché des hypnotiques en unités et en valeurs. Les hypnotiques non barbituriques seuls, c'est-à-dire les benzodiazépines, représentent pratiquement 63 % en unités du marché des hypnotiques pour un chiffre d'affaires équivalant en valeur à environ 65 % du marché. Les hypnotiques non barbituriques en association de différentes substances représentent 26,5 % de parts de marché pour un chiffre d'affaires égal en valeur à 29 % du marché. Les autres composants de la classe sont très loin derrière.

Si on analyse la situation des dix premiers produits figurant dans la classe des hypnotiques non barbituriques seuls (N5B1), aussi bien en parts de marché qu'en chiffres d'affaires de la classe, on remarque notamment que les trois premiers produits occupent à eux seuls 66 % en parts de marché des hypnotiques et 70 % du chiffre d'affaires de la classe.

On a vu que la classe des hypnotiques non barbituriques en association représentait 26,5 % en unités de parts de marché. Au sein de cette classe, il existe quatre produits dont le premier, composé de plantes, représente 33,7 % en parts de marché de la classe N5B2. Il constitue également, en dépit d'un prix très bas, 35,1 % de ce marché en valeur. Ce produit est remboursé à 65 % par la Sécurité sociale.

La classe N5B1, qui se définit comme « hypnotique monocomposé non barbiturique », est en réalité largement marquée par les benzodiazépines. Il convient cependant de s'entendre sur ce que l'on appelle benzodiazépine. L'arrivée en France de deux produits français (Zopiclone® et Zolpidem®) a bouleversé la répartition interne du marché. Ces produits sont présentés comme « non benzodiazépiniques », car leur formule chimique n'appartient pas à la très vaste famille des benzodiazépines. Mais, aux niveaux pharmacologique et pharmaco-dynamique, ces produits ne se distinguent en rien des benzodiazépines. Leur mécanisme d'action, quelles que soient les arguties de présentation, est strictement identique à celui des benzodiazépines. Ces produits en partagent d'ailleurs la limite de la durée de prescription, et donnent lieu apparemment aux mêmes types d'effets secondaires. C'est donc de manière un peu artificielle qu'on les considère comme « non benzodiazépiniques ». Si l'on joue sur les mots, on pourra conclure que l'évolution en volume et en valeur des benzodiazépines *stricto sensu* a considérablement diminué, mais il faut immédiatement ajouter que la compensation s'est faite par la position des deux produits précités. Ce qui importe, rappelons-le, c'est l'évaluation de l'évolution globale du marché des hypnotiques.

Si l'on veut instaurer des comparaisons entre les différents pays d'Europe, toute chose étant égale par ailleurs (ce qui est bien sûr impossible), il faut comparer des segmentations de la classe des hypnotiques composées des mêmes produits, ce qui n'est pas le cas. Comparer l'évolution des benzodiazépines *(stricto sensu)* entre les différents pays d'Europe est donc un exercice de style un peu vain, ce qui paraît évident dès que l'on regarde le marché des hypnotiques en utilisant le terme « benzodiazépines » dans un sens restrictif.

Les tableaux suivants montrent l'évolution de la classe N5B1 au sein des hypnotiques de 1991 à 1994 en France et dans les cinq pays d'Europe qui sont l'Allemagne de l'Ouest, l'Espagne, l'Italie, le Royaume-Uni et la Belgique.

Pays	Population de plus de 15 ans (en millions)	1991	1992	1993	1994
France	46.248	816.710	765.090	749.310	763.120
Allemagne de l'Ouest	55.016	481.080	510.030	436.230	445.430
Espagne	32.162	250.669	237.873	250.168	215.752
Italie	47.653	405.373	361.632	364.707	368.191
Royaume-Uni	46.669	633.564	595.646	571.860	610.129
Belgique	8.188	127.237	126.593	127.782	126.894

Tableau 1a. Hypnotiques N5B1 : en unités fractionnées
(en millions)

Pays	1991	1992	1993	1994
France	17.659	16.543	16.202	16.501
Allemagne de l'Ouest	8.744	9.271	7.929	8.096
Espagne	7.794	7.396	7.778	6.708
Italie	8.507	7.589	7.653	7.727
Royaume-Uni	13.576	12.763	12.254	13.074
Belgique	15.539	15.461	15.606	15.498

Tableau 1b. Hypnotiques N5B1 : en unités fractionnées
par habitant de plus de 15 ans

Là encore, ce qui est important, c'est de voir les tendances. Certes, en valeurs absolues, la France demeure encore largement en tête. Elle est passée, de 1991 à 1994, de huit cent quinze mille unités fractionnées (UF) environ à sept cent soixante mille unités environ. C'est un marché stable, qui montre une très légère tendance à la baisse. La situation est identique dans les autres pays d'Europe avec bien entendu des valeurs absolues qui sont différentes et qui doivent être rapportées, ainsi qu'il est indiqué sur le tableau, à l'importance de la population de plus de quinze ans qui est exprimée en millions d'habitants. Le tableau 1b confirme d'une manière peut-être plus claire la stabilité globale de marché avec une discrète tendance à la baisse dans certains pays comme la France, l'Espagne et l'Italie. En revanche, pendant cette période, l'Allemagne de l'Ouest, le Royaume-Uni et la Belgique ont des courbes qui sont pratiquement plates.

Les tableaux 2a, 2b, 2c représentent le marché des hypnotiques (classe N5B1) en distinguant de haut en bas les benzodiazépines (2a) au sens strict, les non-benzodiazépines (2b) (classe dans laquelle figurent pour la France Zopiclone® et Zolpidem® qui sont en fait pharmacologiquement des benzodiazépines) et les plantes (2c).

Pays	UF par habitant de plus de 15 ans	UF (en millions)	Population de plus de 15 ans (en millions)
France	6,1	280.639	46.248
Allemagne	3,8	256.933	67.957
Espagne	4,5	144.196	32.162
Italie	5,5	262.033	47.653
Royaume-Uni	10,2	474.275	46.669
Belgique	13,1	107.405	8.188

Tableau 2a. Le marché des hypnotiques N5B1 (en unités de fractionnement par habitant de plus de 15 ans en 1994) Benzodiazépines

Pays	UF par habitant de plus de 15 ans	UF (en millions)	Population de plus de 15 ans (en millions)
France	7,6	353.454	46.248
Allemagne	0,8	51.018	67.957
Espagne	1,5	48.700	32.162
Italie	0,7	33.944	47.653
Royaume-Uni	0,6	25.780	46.669
Belgique	2,0	16.076	8.188

Tableau 2b. Non-benzodiazépines

Pays	UF par habitant de plus de 15 ans	UF (en millions)	Population de plus de 15 ans (en millions)
France	1,5	68.630	46.248
Allemagne	2,0	138.264	67.957
Espagne	0,0	0.000	32.162
Italie	1,2	55.781	47.653
Royaume-Uni	0,1	3.000	46.669
Belgique	0,4	3.247	8.188

Tableau 2c. Plantes

Si l'on considère les catégories « benzodiazépines » au sens restrictif, on voit que la Belgique consommerait deux fois plus que la France et que le Royaume-Uni dépasserait la France de 40 %. Mais, si l'on s'intéresse à la deuxième partie du tableau où la classe des non-benzodiazépines inclut les deux produits qui sont leaders en France, c'est une autre vérité qui apparaît. La consommation française semble par exemple quatre fois supérieure à celle de la Belgique, les chiffres étant rapportés à la population. En fait, ces disparités tiennent simplement à la présence ou à l'absence de certains produits sur les différents marchés européens.

Le tableau 2c montre la situation des produits à base de plantes, toujours exprimée en UF par habitant de plus de quinze ans, pour l'année 1994. La situation européenne est assez disparate. Cette disparité est liée, là encore, à l'hétérogénéité des produits proposés selon les marchés. On constate cependant que la France et l'Allemagne sont très proches dans ce domaine.

La comparaison des situations entre les différents pays d'Europe à propos des « substances utilisées pour faire dormir » est un maquis d'une extraordinaire complexité. Il faut en effet se demander à chaque fois ce que l'on entend comme réalité de produits sous les différents termes utilisés. L'hétérogénéité des situations est absolument considérable. Lorsque l'on parle des « plantes », il convient de préciser ce qui est remboursé et ce qui n'est pas remboursé par la Sécurité sociale. Si l'on examine de manière comparative les volumes de prescriptions ou les volumes de chiffres d'affaires, il est bien évident que les comparaisons ne peuvent se faire qu'à condition de tenir compte des disparités d'un pays à l'autre. On prendra deux exemples qui sont la France et l'Allemagne.

Pour ce qui concerne la France : il existe une quantité de plantes utilisées qui ne donnent pas lieu à remboursement, car il ne s'agit pas de produits éthiques. La liste en est donnée sur le tableau 3.

Cette liste ne tient pas compte de produits qualifiés de sédatifs qui figurent au Vidal et qui comprennent des

BENZODIAZÉPINES		NON-BENZODIAZÉPINES		AUTRES		PLANTES	
Nom de marque	DCI	Nom de marque	DCI	Nom de marque	DCI	Nom de marque	DCI
Halcion	Triazolam	Imovane	Zopiclone	Calcibronat	Calcium	Aubeline	Crataegus
Havlane	Loprazolam	Ivadal	Zolpidem	Hemineurine	Clomethiazole	Aubepine Arkofuset	Crataegus
Mogadon	Nitrazepam	Stilnox	Zolpidem	Merinax	Hexapropymate	Aubepine elfidoses	Crataegus
Noctamide	Lormetazepam			Nirvanil	Valnoctamide	Aubepine élusanes	Crataegus
Noriel	Flunitrazepam			Nopron	Niaprazine	Aubépine Natur Med	Crataegus
Normison	Temazepam			Psycho soma	Magnesium	Aubepine Titrex	Crataegus
Nuctalon	Estazolam					Aubépine Vitalfor	Crataegus
Rohypnol	Flunitrazepam					Ballote Natura Med	Ballota
						Bigarad Natura Med	Citrus
						Coquelicot Arkofuset	Papaver
						Coquelicot Arkogé-lule	Papaver
						Coquelicot Vitaflor	Papaver

Tableau 3 : FRANCE

BENZODIAZÉPINES		NON-BENZODIAZÉPINES		AUTRES		PLANTES	
Nom de marque	DCI	Nom de marque	DCI	Nom de marque	DCI	Nom de marque	DCI
						Coronal	Crataegus
						Crataegol	Crataegus
						Crataegus Gmet	Crataegus
						Divane	Crataegus
						Escholtzia Arkogélule	Escholtzia
						Houblon Arkoluset	Humulus
						Houblon Arkogélule	Humulus
						Lavande Arkogélule	Lavandula
						Oranger Flle Vitaflor	Citrus
						Oranger Vitaflor	Citrus
						Passillora Lehning	Passillora
						Passillore Arkofuset	Passillora
						Passillore Arkogélule	Passillora

BENZODIAZÉPINES		NON-BENZODIAZÉPINES		AUTRES		PLANTES	
Nom de marque	DCI	Nom de marque	DCI	Nom de marque	DCI	Nom de marque	DCI
						Passiflore effidoses	Passiflora
						Passiflore élusane	Passiflora
						Passiflore superd.	Passiflora
						Passiflore Titrex	Passiflora
						Passiflore Vitaflor	Passiflora
						Passional	Passiflora
						Valériane Arkogélule	Valeriana
						Valériane effidose	Valeriana
						Valériane Pachaut	Valeriana
						Valériane Titrex	Valeriana
						Valériane Vitaflor	Valeriana
						Weleda tis. sedat.	Malva

substances extrêmement diverses puisqu'elles incluent certes des plantes comme l'Euphytose® remboursé par la Sécurité sociale, des antihistaminiques comme le Théralène®, et des produits homéopathiques. Si la passiflore n'est pas remboursée en règle par la Sécurité sociale, un produit, la Passiflorine® (passiflore et aubépine), traditionnellement utilisé dans les troubles de l'éréthisme cardiaque de l'adulte et qui est remboursée par la Sécurité sociale à 65 %, comporte une utilisation traditionnelle dans « les troubles mineurs du sommeil ».

En Allemagne, le nombre de produits proposés est considérable, ces produits sont indiqués sur le tableau 4.

On voit l'extrême diversité des possibilités, en particulier dans le domaine des plantes, mais on voit aussi l'importance du nombre de génériques dans le domaine des benzodiazépines. Les non-benzodiazépines sont comme en France la Zopiclone® et le Zolpidem®.

Pour résumer, on peut dire que la France demeure le pays le plus consommateur d'hypnotiques avec une stabilité assez remarquable au cours de la période de cinq ans considérée. Les réarrangements se sont effectués au sein de la classe des hypnotiques, marqués par une diminution des benzodiazépines au sens strict du terme et la position de leaders de produits plus récents (Zopiclone® et Zolpidem®). Les plantes « prises dans un sens très large » voient une augmentation de leurs ventes, mais il faudrait pouvoir distinguer ce qui revient à la prescription et ce qui ressort de l'automédication.

L'extrême hétérogénéité, déjà soulignée, des produits présents sur les marchés des différents pays européens, l'ambiguïté parfois des dénominations et la complexité des classifications peuvent conduire selon l'approche que l'on tient à aboutir à des positions différentes. Si l'on prend en compte sous le terme « ventes d'hypnotiques par habitant et par an », la totalité des produits proposés dans les différents pays, on peut dire que la Fance se situe au

BENZODIAZÉPINES		NON-BENZODIAZÉPINES		AUTRES		PLANTES	
Nom de marque	DCI	Nom de marque	DCI	Nom de marque	DCI	Nom de marque	DCI
Dalmadorm	Flurazepam	Bikalm	Zolpidem	Alsadorm	Doxylamine	Abtei Baldrian	Valeriana
Dormalon Nitrazep.	Nitrazepam	Stilnox	Zolpidem	Ardeytropin	Composition	Abtei Hopfenbluet.	Valeriana
Dormicum	Midazolam	Ximovan	Zopiclone	Arusedativ	Composition	Abtei Johanniskr.	Valeriana
Dormo Puren	Nitrazepam			Atrimon	Composition	Bad Heil. Baldr. Hei	Valeriana
Duralozam	Lorazepam			Avenaforce	Avena	Bad Heil. Baldrian	Valeriana
Eatan N	Nitrazepam			Baldrisedon	Valeriana	Bad Heil. Johannisk	Valeriana
Ergocalm	Lormetazepam			Beconerv Neu	Flurazepam	Balance Johanniskr	Hypericum
Fluni Opt	Flunitrazepam			Benedorm	Bromazepam	Baldrian Dis.	Valeriana
Fluninox	Flunitrazepam			Biosedil	Composition	Baldrianette. N	Valeriana
Flunitrazepam	Flunitrazepam			Biotonin	Composition	Baldrianetten	Valeriana
Flunizep	Flunitrazepam			Bonased L	Humulus Lupulus	Baldriantinkt.	Valeriana
Flurazepam	Flurazepam			Borretsch Extr.	Composition	Baldrianwurzel	Valeriana
Halcion	Triazolam			Boxocalm S	Diphenhydramine	Baldriapur	Valeriana
Imeson	Nitrazepam			Bromisoval	Bromisoval	Baldrilind	Valeriana

BENZODIAZÉPINES		NON-BENZODIAZÉPINES		AUTRES		PLANTES	
Nom de marque	DCI	Nom de marque	DCI	Nom de marque	DCI	Nom de marque	DCI
Lendormin	Brotizolam			Caelo Beruhigungs.	Composition	Baldrisedon	Valeriana
Linzad	Flurazepam			Calcibronat	Composition	Balsedat	Composition
Loretam	Lormetazepam			Calmonal	Composition	Beruh. Kapseln	Valeriana
Mogadan	Nitrazepam			Cesradyston 201	Composition	Functional Baldr.	Valeriana
Mogadon	Nitrazepam			Chloraldurat	Chloral	Gesundt. Baldrianw.	Hypericum
Nitrazep CT	Nitrazepam			Chloralhy. Rec	Chloral	Heilpunkt Baldrian	Valeriana
Nitrazepam	Nitrazepam			Chloralhydr. Rect	Chloral	Hypericum	Composition
Noctamid	Lormetazepam			Dibadorm N	Diphenhydramine	Johanniskr. Ext	Composition
Noctamide	Lormetazepam			Diphenhydramin	Diphenhydramine	Kneipp Baldrian	Valeriana
Novanox	Nitrazepam			Distraneurin	Clomethiazole	Kneipp Baldriantee	Valeriana
Planum	Temazepam			Dolestan	Diphenhydramine	Kneipp Johann. Drag	Composition
Pro Dorm	Lorazepam			Dormigoa N	Diphenhydramine	Kneipp Johann. Tee	Hypericum
Radedorm	Nitrazepam			Dormocaps N	Valepotriate	Kneipp Johanniskr.	Hypericum
Remestan	Temazepam			Dormodal Tabletten	Composition	Kneipp Melisse-PFL.	Melisse
Repocal Lormeta	Lormetazepam			Dormutil	Diphenhydramine	Knutlinke Baldrian	Valeriana
Rohypnol	Flunitrazepam			Eltryptan	Composition	Kraeuter-Oelb.	Melissa

BENZODIAZÉPINES		NON-BENZODIAZÉPINES		AUTRES		PLANTES	
Nom de marque	*DCI*	*Nom de marque*	*DCI*	*Nom de marque*	*DCI*	*Nom de marque*	*DCI*
Somnubene F	Flunitrazepam			Esbericum	Composition	Lavendel	Lavandula
Sonin	Loprazolam			Ficht. Bademil	Pinus	Med. Nat. Johanniskr	Composition
Staurodorm N	Flurazepam			Gittalun	Doxylamine	Melissen-Drag.	Melissa
Temazep	Temazepam			Halbmond	Triazolam	Nervipan	Valepotriate
Temazepam	Temazepam			Harmonicum	Composition	Neurocalm Kapseln	Composition
				Hevert Dorm	Diphenhydramine	Neuroplant	Composition
				Hoggar N	Doxylamine	Obaw	Valeriana
				Hopfenblueten	Composition	Passiflora	Passiflora
				Hopfenzapfen	Humulus	Passionsblumen. Aur	Passiflora
				Jarsin	Composition	Perozon Bald.	Valeriana
				Jocapsan	Composition	Recvalysat	Valeriana
				Kalma	Composition	Regivital Baldrian	Valeriana
				Kavasedon	Composition	Sanhel. Baldrian W.	Hypericum
				L-Tryptophan	Composition	Sanhel. Johanniskr.	Hypericum
				Logomed Beruhigung	Diphenhydramine	Sedalint Baldrian	Valeriana

BENZODIAZÉPINES		NON-BENZODIAZÉPINES		AUTRES		PLANTES	
Nom de marque	DCI	Nom de marque	DCI	Nom de marque	DCI	Nom de marque	DCI
				Lophakom. Hypericum	Composition	Sidroga Johanniskr	Hypericum
				Lunadorm	Diphenhydramine	Silvapin Bald. Wurz.	Valeriana
				Lupovalin	Diphenhydramine	Spreew. Pfl. Baldrian	Valeriana
				Metahypericin	Composition	Spreew. Pfl. Hopfen	Humulus
				Mirfudorm	Composition	Tetesept Beruh.	Valeriana
				Mobiforton	Composition	Thuer. Baldrian	Valeriana
				Moradorm A	Diphenhydramine	Togasan Bald. Perl.	Valeriana
				Neodorm SP	Temazepam	Valdispert	Valeriana
				Nervinfant Supp. N	Valeriana	Visinal Beruhigung	Valeriana
				Nervo Opt. N	Diphenhydramine	Vollmers Hafertro.	Avena
				Neurotisan 301	Composition	Wurzelsepp Baldr.	Valeriana
				Noludar	Composition	Wurzelsepp Johann.	Humulus
				Norkotral	Temazepam	Zirk. Ber. Tee	Humulus
				Normi-Nox	Methaqualone		
				Orasedon	Valeriana		

BENZODIAZÉPINES		NON-BENZODIAZÉPINES		AUTRES		PLANTES	
Nom de marque	DCI	Nom de marque	DCI	Nom de marque	DCI	Nom de marque	DCI
				Pronervon T	Temazepam		
				S 8 Schlaftabl	Diphenhydramine		
				Schlafsterne	Diphenhydramine		
				Schlaftabl. L	Diphenhydramine		
				Sedacur	Composition		
				Sedanoct	Composition		
				Sediat	Diphenhydramine		
				Sedopretten	Diphenhydramine		
				Sedovegan Novo	Diphenhydramine		
				Sekundal D	Diphenhydramine		
				Solvenery Forte	Composition		
				Somnibel N	Nitrazepam		
				Tempidorm LT	Composition		
				Tryptocompren	Composition		
				Tryptophan	Composition		
				Valmane	Valepotriate		

niveau de la médiane du ratio par an et par habitant (0,18) proche de l'Allemagne de l'Ouest (0,16). Ce ratio est supérieur au Royaume-Uni et inférieur dans d'autres pays. En revanche, si on évalue de manière comparative sous le terme « hypnotiques » la situation des benzodiazépines et des produits apparentés, alors la France conserve sa position de leader.

Chapitre VIII

LES NEUROLEPTIQUES

Globalement, l'évolution des ventes en nombre de boîtes des neuroleptiques en France, de 1990 à 1994, se caractérise par une très grande stabilité. L'évolution moyenne par an, pendant cette période, est de − 0,33 %. En 1990, il s'est vendu plus de vingt-deux millions de boîtes de neuroleptiques et, à trois cents mille boîtes près, le chiffre est le même pour 1994. En chiffre d'affaires, sur cette même période, le marché est également stable avec une augmentation moyenne par an de 2,44 %. Les fluctuations positives du chiffre d'affaires général, à savoir + 4,28 % entre 1992 et 1993, et + 6,85 % entre 1993 et 1994, sont expliquées par la mise à disposition d'un produit récent dont le prix est forcément plus élevé que les autres produits de la classe.

La classe des neuroleptiques est caractérisée à la fois par l'existence de produits très anciens qui n'ont pas démérité, mais dont les prix n'ont pas évolué, et l'existence de la sous-classe des benzamides, produits originaux, dont les caractéristiques se prêtent à une prescription plus large que les autres molécules qui répondent au label de « neuroleptiques ».

L'examen des molécules composant la classe amène

à remarquer que, sous le terme général de « neurolep-tiques », on entend des formes de présentation dif-férentes pour un même produit. Non seulement il existe des formes injectables utilisables dans des situations d'urgence, mais on trouve aussi des formes injectables retard que nous ne pouvons pas traiter à part, quoiqu'elles représentent en volume de ventes et de chiffres d'affaire des aspects mineurs du marché géné-ral.

Il faut aussi souligner que pour les benzamides (Dogmatil®, Solian®), les présentations des différents dosages se prêtent à des utilisations dans des gammes de pathologies différentes. Les dosages les plus forts (deux cents milligrammes) restent dans le champ tradi-tionnel des indications des neuroleptiques et les dosages les plus faibles (cinquante milligrammes) débordent sur d'autres pathologies que la schizophrénie. En confon-dant toutes les formes de présentation, il existe une trentaine de produits commercialisés en France, c'est-à-dire, toutes présentations confondues, trente-six pro-duits inscrits au Vidal 1994.

Les dix premiers produits du marché se répartissent de manière assez inégale. Les deux premiers repré-sentent 35,7 % de parts de marché et les cinq premiers 63,6 % du marché. Les benzamides à elles seules repré-sentent parmi les dix premiers produits 47,5 % du mar-ché en valeur.

Le tableau suivant permettra de comparer la situa-tion de la France à celle des autres pays d'Europe.

On constate pour la France une stabilité avec une très discrète tendance à la baisse, passant de 545,043 UF en 1990 à 527,323 UF en 1994. Des pays comme l'Allemagne de l'Ouest et le Royaume-Uni montrent en revanche une tendance à la hausse, l'Allemagne passant de 393,784 UF en 1990 à 448,929 UF en 1994 et le Royaume-Uni passant de 252,191 UF en 1990 à 305,781 UF en 1994. L'Espagne montre également une tendance à la hausse, alors que

Pays	Population de plus de 15 ans (en millions)	1990	1991	1992	1993	1994
France	42.248	545.043	536.959	533.487	524.288	527.323
Allemagne de l'Ouest	55.016	393.784	423.164	441.929	433.411	448.929
Espagne	32.162	220.654	229.015	237.858	252.733	264.890
Italie	47.653	194.308	183.964	185.593	178.603	195.257
Royaume-Uni	46.669	252.191	270.548	287.645	292.990	305.781
Belgique	8.188	69.205	70.129	70.549	70.636	69.126

Tableau 1 a. Neuroleptiques :
Comparaison en unités fractionnées (en millions)

Pays	1990	1991	1992	1993	1994
France	11.785	11.610	11.535	11.336	11.402
Allemagne de l'Ouest	7.158	7.692	8.033	7.878	8.160
Espagne	6.861	7.121	7.396	7.858	8.236
Italie	4.078	3.860	3.895	3.748	4.097
Royaume-Uni	5.404	5.797	6.164	6.278	6.552
Belgique	8.452	8.565	8.616	8.627	8.442

Tableau 1 b. Neuroleptiques : Comparaison
en unités fractionnées par habitant de plus de 15 ans

l'Italie et la Belgique sont totalement stables pendant cette période de temps. On retrouve ces caractéristiques lorsque l'on se réfère aux unités fractionnées par habitant de plus de quinze ans où les tendances à la hausse sont mieux mises en relief en ce qui concerne l'Espagne et le Royaume-Uni.

Pour être plus précis, l'évolution du marché entre 1993 et 1994 se présente ainsi :

- France :   + 0,6 %,
- Allemagne de l'Ouest :   + 3,6 %,
- Espagne :   + 4,8 %,
- Italie :   + 9,3 %,
- Royaume-Uni :   + 4,4 %.

Il s'agit bien entendu d'une évolution sur une année qui doit tenir compte des modifications ayant pu survenir pendant cette période dans les différents marchés européens évoqués.

UF CMA 94 (en millions)	N5A total des UF (en millions)	Population (en millions)	Ratio UF/habitant
Allemagne de l'Ouest	448.929	60.924	7.4
Belgique	69.126	10.010	6.9
Danemark	60.329	5.190	11.6
Espagne	264.890	39.080	6.8
France	527.323	57.667	9.1
Grèce	61.026	10.370	5.9
Italie	195.257	57.070	3.4
Pays-Bas	50.699	15.300	3.3
Portugal	65.933	9.887	6.7
Royaume-Uni	305.781	57.830	5.3
Suisse	33.792	6.586	5.1

Tableau 2. Classe N5A (neuroleptiques) en Europe

Une autre information intéressante est le ratio des unités fractionnées par habitant en tenant compte de la population des différents pays d'Europe.

On voit que le Danemark est en tête avec un ratio de 11,6, suivi par la France (9,1), le ratio le plus faible (3,3) étant aux Pays-Bas. Ces différences sont sans doute expliquées par des habitudes nationales liées à l'existence de produits originaires ou non de ces différents pays.

La classe des neuroleptiques est représentée par des médicaments dont le maniement n'est pas simple en pratique de ville. En dehors des benzamides, ils induisent assez souvent des effets secondaires dont le poids n'est supportable que parce que ces médicaments constituent un traitement spécifique des psychoses non organiques (schizophrénies). Or cette pathologie est très souvent traitée en milieu hospitalier, en particulier au cours des rechutes, qui sont loin d'être rares. En d'autres termes, l'essentiel des molécules composant la classe constitue plus pour le médecin généraliste un renouvellement d'ordonnance que l'initiation du traitement d'une psychose schizophrénique dans les conditions de la médecine libérale.

C'est pourquoi l'absence d'informations sur la prescription de neuroleptiques dans les structures hospitalières, ou dans des institutions délivrant elles-mêmes des médicaments, fausse largement les commentaires que l'on pourrait faire sur les données actuellement disponibles. En outre, les pathologies traitées essentiellement par les neuroleptiques ont des modalités de prise en charge largement dépendantes des structures sanitaires des différents pays d'Europe et des stratégies de traitement qui ne sont pas toutes strictement identiques. Toute comparaison nécessite donc une très grande prudence.

Pour ce qui est des données disponibles en France, on sait que le taux de co-prescription est extrêmement élevé (92,8 % en 1994) avec une perte de trois points depuis 1990. Ces co-prescriptions se répartissent de la manière suivante :

- anxiolytiques :   48,8 %
- antidépresseurs :   42 %
- hypnotiques :   29,5 %
- autres neuroleptiques :   12 %
- antiparkinsoniens :   23,5 %.

Ces co-prescriptions représentent 60 % du total des co-prescriptions.

Il est difficile d'avoir une idée précise sur les diagnostics qui accompagnent les prescriptions par les généralistes. Les troubles psychotiques (organiques et non organiques) représenteraient 42,4 % des diagnostics, contre 40,4 % environ pour les troubles névrotiques. Il semblerait qu'un tiers de ces prescriptions se fasse pour des syndromes dépressifs en association avec des antidépresseurs.

Dans la classe des neuroleptiques (N5A), cinq groupes de molécules existent en France : les butyrophénones, les phénothiazines, les benzamides, les thioxanthènes et une classe rassemblant toutes les molécules n'entrant pas dans les quatre groupes précédents. La situation dans les autres pays d'Europe n'est guère différente, même si, selon les endroits, et en fonction de l'importance des génériques, il existe un nombre plus ou moins grand de produits proposés aux prescripteurs.

Globalement, l'évolution de ces différentes classes dans la Communauté européenne est remarquablement stable. Les phénothiazines représentent l'essentiel des prescriptions. Bien entendu, il existe des différences selon les pays, en fonction des produits disponibles sur le marché, en fonction également des habitudes de prescription et des « préférences » nationales.

En résumé, le marché des neuroleptiques est relativement stable quel que soit le pays pris en considération même si, au sein des marchés nationaux, il existe des disparités entre les différentes familles de neuroleptiques. La grande indication demeure les psychoses aiguës et chroniques et l'importance des effets secondaires ne favorise pas les débordements de prescription. Enfin, en ce qui concerne la France, on peut préciser que la répartition par âge des consommateurs montre que 53,2 % des neuroleptiques sont consommés dans la classe des 20 à 54 ans et que la consommation diminue avec l'âge. Cela correspond aux indications actuelles dans le domaine des psychoses aiguës et chroniques.

Ici, et contrairement aux autres classes de psychotropes, la prédominance de la consommation féminine est moins marquée : 58,2 % de prescriptions chez la femme, contre 41,8 % chez l'homme. La différence tient probablement à des prescriptions chez la femme qui sont en dehors des psychoses aiguës et chroniques. Enfin, 64,2 % des prescripteurs sont des médecins généralistes, 34,7 % des neurologues et des psychiatres. Il faut enfin souligner que le manque d'information sur la prescription en dehors des médicaments vendus en officine est une lacune considérable pour pouvoir évaluer la situation des neuroleptiques, car la consommation hospitalière est, *a priori*, la plus importante.

Chapitre IX

LES ANTIDÉPRESSEURS

Entre 1990 et 1994, les ventes en boîtes d'anti-dépresseurs ont augmenté de 5,63 % par an en moyenne. Le marché général des psychotropes pendant cette même période a augmenté de 1,10 %, celui des tranquillisants a baissé de – 1,74 %, celui des neuroleptiques a baissé de – 0,33 % et celui des hypnotiques a baissé de – 0,52 %. Le nombre de boîtes vendues en 1990 est de 34 316 000 ; il est de 42 725 600 en 1994. D'une manière plus détaillée, l'augmentation a été de 4,99 % de 1990 à 1991, de 5,62 % de 1991 à 1992, de 4,97 % de 1992 à 1993 et de 6,96 % de 1993 à 1994. Le lancement d'un nouvel antidépresseur inhibiteur de la recapture de la sérotonine en 1995, le Deroxat®, induit des modifications au sein du marché des antidépresseurs qui ne seront donc pas prises en compte pendant la période considérée.

Pendant cette période, le chiffre d'affaires moyen par an a connu une augmentation de 9,63 %.

En 1994, on a enregistré plus de quatorze millions de prescriptions d'antidépresseurs. Sur les trente-huit médicaments existant dans cette classe, les cinq premiers représentent à eux seuls 61,7 % de parts de marché à l'unité.

En 1994, les antidépresseurs ont représenté un chiffre d'affaires hors taxes de plus de un milliard sept cents millions de francs, soit 2,8 % du marché général remboursable. A titre indicatif, à l'exception de deux spécialités non remboursées, tous les autres le sont à 65 % par la Sécurité sociale. Nous verrons que cette situation est très différente dans d'autres pays d'Europe, comme l'Italie, où les IRS ne sont pas remboursés.

La répartition par âge montre une nette prédominance des consommateurs chez les 40-54 ans et une forte prescription chez les femmes. Dans la classe des 20 à 39 ans : 22,3 %, 40 à 54 ans : 30,9 %, 55 à 64 ans : 17,7 %, 65 à 74 ans : 15,5 %, 75 ans et plus : 12,2 %.

71,5 % des prescriptions concernent les femmes, 28,5 % les hommes.

68,1 % des prescripteurs sont des médecins généralistes, 30,4 % sont des neurologues et des psychiatres.

La physionomie générale de ce marché est très particulière. En effet, le produit leader représente 27,5 % de parts de marché en unités, soit trois fois plus que son successeur immédiat. A partir du produit en dixième position, les parts de marché sont dix fois inférieures à celles du leader et le reste des trente-huit produits constituant la classe n'occupe plus que des pourcentages absolument confidentiels. Cet écart considérable entre les performances du produit leader et celles des suivants diatement demande à être éclairci. En effet, le caractère dégressif en pourcentages de parts de marché, entre le deuxième et le dernier produit, est parfaitement harmonieux, chaque produit perdant 1 point, au maximum 2 points, par rapport à celui qui le précède immédiatement. Il faudrait donc pouvoir expliquer les raisons pour lesquelles il existe un facteur 3 entre les performances du produit leader et celles de son concurrent immédiat.

L'évolution moyenne par an du produit leader, entre 1990 et 1994, est de 37,15 %, celle de son principal concurrent est de 0,60 % mais il s'agit d'un antidépresseur très ancien. En revanche, le produit leader, qui, en 1994, est à six ans de son lancement, présente un coefficient d'augmentation qui était encore à près de 28 % fin 1994 par rapport à fin 1993. Ce n'est pas la puissance thérapeutique du produit qui peut expliquer cette progression car elle n'est pas supérieure au deuxième produit du marché. Ce n'est pas non plus l'importance des moyens promotionnels mis en œuvre par rapport aux autres produits. Ce n'est pas plus le caractère récent du produit, car un autre antidépresseur, récent lui aussi, offre une évolution de 20,52 %. On ne peut pas évoquer enfin une tolérance particulière, car un quatrième antidépresseur récent, partageant le même mécanisme d'action et des propriétés pharmacologiques alléguées très voisines n'a évolué que de 13,91 %. Il faudra donc trouver ailleurs une explication à cette particularité.

Nous reprendrons essentiellement les comparaisons entre la France, l'Allemagne, l'Espagne, l'Italie, le Royaume-Uni et la Belgique. Les comparaisons sont extrêmement difficiles à faire et les différences à interpréter. Non seulement ces pays ne possèdent pas tous les mêmes médicaments sur le marché, mais la proportion de génériques varie considérablement, l'environnement culturel de la prescription n'est pas le même, les systèmes de santé et de protection ne sont pas identiques et les médicaments ne sont pas remboursés dans des conditions comparables. L'Italie, par exemple, ne rembourse que les tricycliques parmi les antidépresseurs, les inhibiteurs de la recapture de la sérotonine (IRS) étant en classe C, c'est-à-dire ne donnant pas lieu à remboursement. Cela n'empêche d'ailleurs pas la vente des produits de cette classe en Italie.

En France, en 1994, on disposait de vingt-huit antidépresseurs dont quatre IMAO, deux anciens (non sélec-

Pays	*1990*	*1991*	*1992*	*1993*	*1994*	*Pop. de plus de 15 ans (en millions)*
France	1.117.175	1.125.728	1.156.159	1.179.305	1.176.172	46.248
Allemagne de l'Ouest	582.003	654.430	736.338	738.580	852.029	55.016
Espagne	220.742	235.338	254.426	278.363	311.155	32.162
Italie	391.034	378.848	384.566	390.146	389.603	47.653
Royaume-Uni	640.242	678.423	725.649	763.560	807.726	46.669
Belgique	124.829	127.454	131.251	137.899	146.490	8.188

Source : IMS.

Tableau 1a. Antidépresseurs. Unités fractionnées (en millions)

Pays	1990	1991	1992	1993	1994
France	24.156	24.341	24.999	25.500	25.432
Allemagne de l'Ouest	10.579	11.895	13.384	13.425	15.487
Espagne	6.863	7.317	7.911	8.655	9.675
Italie	8.206	7.950	8.070	8.187	8.176
Royaume-Uni	13.719	14.537	15.549	16.361	17.308
Belgique	15.245	15.566	16.030	16.842	17.891

Tableau 1b. Antidépresseurs. Unités fractionnées/habitant de plus de 15 ans (en millions)

tifs) et deux nouveaux (sélectifs de type **A**), quatorze antidépresseurs constituent la classe des imipraminiques et neuf antidépresseurs constituent une classe hétérogène dans laquelle se trouvent deux IRS, le troisième étant apparu en 1995. Il existe un antidépresseur qui est une association imipraminique-neuroleptique.

Si l'on se reporte au tableau 1a et que l'on établit la comparaison en UF (en millions) en 1994, la France paraît nettement en tête des pays européens de comparaison, devançant largement l'Allemagne de l'Ouest. Sur le tableau 1b, on peut voir les comparaisons entre les mêmes pays, en unités fractionnées par habitant de plus de quinze ans, où la France là encore est largement en tête avec, par exemple, un volume trois fois supérieur à celui de l'Italie et qui représente le double de celui de la Grande-Bretagne.

Sur le tableau 2, on peut constater que le poids des différentes classes d'antidépresseurs, évalué cette fois-ci en prescriptions, est variable d'un pays à l'autre. Les IRS sont peu prescrits en Allemagne où les tricycliques à eux seuls représentent autant de prescriptions que

Pays	ISRS	Tricycliques	Autres
France	28,9 %	41,7 %	29,3 %
Allemagne	4,0 %	48,6 %	47,4 %
Espagne	44,3 %	21,1 %	34,6 %
Italie	23,2 %	32,7 %	44,1 %
Royaume-Uni	15,9 %	48,7 %	35,4 %
Belgique	43,1 %	26,5 %	30,5 %

Tableau 2. Poids des différentes classes d'antidépresseurs
en 1994 (en prescriptions)

tous les autres antidépresseurs. En France, les tricycliques représentent 41,7 % des prescriptions, les IRS 28,9 % et les autres antidépresseurs 29,3 %. Ces chiffres pour la France sont évidemment différents de ceux évoqués plus haut en pourcentages de parts de marché en unités puisque, dans ce cas, les deux IRS du marché représentent plus que la totalité des tricycliques. Les IRS sont très bien implantés en Espagne (44,3 % des prescriptions) et même en Italie (23,2 %) en dépit du non-remboursement de ce type de molécules dans ce pays. Dans ce paysage, la situation de l'Allemagne est très particulière. Elle est expliquée selon certains par des données culturelles et des habitudes thérapeutiques différentes (forte utilisation des plantes devant les symptômes mineurs).

Si l'on reste dans le domaine de la comptabilisation par prescription et en se rapportant aux tableaux 3a et 3b, on peut constater la situation suivante. Sur le tableau 3a, on remarque une progression régulière dans tous les pays d'Europe avec des valeurs de départ qui sont variables d'un pays à l'autre. La progression est notable en France et c'est en Belgique qu'elle est la plus

Pays	1990	1991	1992	1993	1994
France	0,28 %	0,29 %	0,27 %	0,30 %	0,31 %
Allemagne de l'Ouest	0,16 %	0,17 %	0,20 %	0.21 %	0,22 %
Espagne	0,17 %	0,18 %	0,20 %	0,22 %	0,23 %
Italie	0,23 %	0,25 %	0,23 %	0,23 %	0,16 %
Royaume-Uni	0,20 %	0.22 %	0.25 %	0,27 %	0,31 %
Belgique	0,29 %	0,28 %	0,29 %	0,35 %	0,40 %

Tableau 3a. Antidépresseurs Prescriptions par habitant
de plus de 15 ans

Pays	1990	1991	1992	1993	1994
France	12,9 %	19,5 %	22,6 %	24,6 %	28,9 %
Allemagne de l'Ouest	1,6 %	2,6 %	2,7 %	2,9 %	4,0 %
Espagne	15,9 %	21,0 %	26,4 %	36,4 %	44,3 %
Italie	14,8 %	16,7 %	18,9 %	25,1 %	23.2 %
Royaume-Uni	3.3 %	6,0 %	12.7 %	15,0 %	15,9 %
Belgique	8.3 %	16,6 %	23,9 %	33,7 %	43,1 %

Tableau 3b. Part de la prescription des ISR/total
des prescriptions d'antidépresseurs

importante. Dans la deuxième partie du tableau 3b, on peut voir la part de prescriptions des IRS par rapport au volume total de prescription d'antidépresseurs pour la période de 1990 à 1994. Là encore, la croissance est très importante en France, plus encore en Belgique et en Espagne, et même en Allemagne de l'Ouest.

Il apparaît clairement que le marché des antidépresseurs, quel que soit le pays considéré, et quelles que soient les unités utilisées, est en régulière progression dans la période choisie de 1990 à 1994. L'importance du pourcentage moyen d'augmentation par an sur cette période est variable d'un pays à l'autre selon les unités utilisées et dépend en grande partie du point de départ en 1990. La variabilité du taux de progression est également fonction des circonstances nationales comme en témoigne la chute brutale en Italie, en 1994, liée au déremboursement d'un certain nombre de produits dont les IRS. Le taux de croissance moyen de la France ne la situe pas en tête des pays de comparaison, mais il faut dire qu'en 1990 la France était déjà de loin le premier pays en matière de prescription d'antidépresseurs. Par exemple, si le taux de croissance de la Grande-Bretagne paraît plus élevé que celui de la France dans la période 1990-1994, il faut noter que le volume de prescriptions en France en 1990 était de 40 % supérieur à celui de la Grande-Bretagne à la même époque. Les IRS ont des taux de croissance importants dans la plupart des pays d'Europe excepté en Allemagne de l'Ouest. Il serait intéressant de pouvoir comparer l'évolution des différents IRS dans les divers pays d'Europe, mais nous ne disposons pas de ces données. En revanche, en France, les deux IRS existants ont des évolutions extrêmement variables sans qu'une explication claire puisse être apportée. On peut aussi se demander à quoi correspond cette augmentation régulière depuis cinq ans de la prescription des antidépresseurs sans que des substitutions expliquent à elles seules la croissance de certains produits. Il semble depuis quelques années se dessiner en Europe, avec la venue des IRS, un phénomène analogue à celui que l'on a connu avec les benzodiazépines dans les années soixante-dix. La réputation de bonne tolérance somatique de ces produits n'explique pas tout. Il faudrait, au moins pour certains d'entre eux, poser l'hypothèse que des propriétés pharmacologiques méconnues peuvent également jouer un rôle dans la fidélisation des consommateurs.

Conclusion

POUR UN MEILLEUR USAGE
DES MÉDICAMENTS PSYCHOTROPES

Ce n'est pas qu'ils soient plus atteints que les autres de troubles psychiques, mais il faut reconnaître que les Français souffrent de mal-être. Un rapport consacré à la santé dans notre pays le soulignait avec force en novembre 1994[1]. Stress, chômage de longue durée, menace de précarisation, isolement social sont des épreuves qui génèrent chez ceux qui les vivent une souffrance psychique susceptible de décompenser des états psychiatriques, mais aussi de conduire à des actes auto- ou hétéro-agressifs comme le suicide, la violence urbaine, ou l'abus de produits toxiques.

On ne saurait répondre à ces difficultés par la seule prescription de médicaments psychotropes[2]. Pourtant, si l'on en croit une étude de Nicole Guignon portant sur la période 1991-1992, « plus de la moitié de la population consomme de l'alcool, du tabac ou des médicaments psy-

---

1. Bernadette Roussille, *La Santé en France*, rapport du Haut Comité de la santé publique, Paris, La Documentation Française, 1994.

2. L'Association nationale des présidents et vice-présidents des commissions médicales d'établissements des centres hospitaliers de psychiatrie a d'ailleurs vigoureusement dénoncé, dans un *Livre blanc* (1994), le traitement psychiatrique de ces conséquences des difficultés sociales.

chotropes (somnifères, tranquillisants, antidépresseurs, etc.), seuls ou associés. [...] 8,6 % des hommes et 13,7 % des femmes âgés de plus de dix-huit ans prennent régulièrement des psychotropes ; leurs consommations se développent dès vingt ans chez les femmes, à partir de trente ans chez les hommes, et ne cessent de croître avec l'âge [1] ». Le fait d'être au chômage accroîtrait de 82 % la probabilité de recourir à ces médicaments.

Pourquoi consomme-t-on des psychotropes ?

C'est un fait, le volume des ventes d'anxiolytiques, d'hypnotiques et d'antidépresseurs est trois à quatre fois plus élevé en France que dans n'importe quel autre pays d'Europe. Pour autant, est-ce un indicateur de la santé des Français ?

Il serait naïf de croire que ce volume est strictement proportionnel aux pathologies supposées en bénéficier. Certains psychiatres n'en définissent pas moins des pathologies qui reposent exclusivement sur l'amélioration d'un état symptomatique sous l'effet d'une certaine classe de psychotropes. Un patient se plaint-il de douleurs dont les médecins somaticiens n'ont pas reconnu la cause ? On pratique aussitôt un « test thérapeutique » en lui prescrivant un antidépresseur. Si les douleurs disparaissent, on dit alors qu'il s'agissait d'une dépression masquée... Ces psychiatres ont-ils prévu que ces mêmes douleurs pourraient aussi disparaître avec des anxiolytiques ou un placebo ? Quelle dénomination inventeraient-ils dans ce cas ?

Aussi élevé soit-il, le volume des ventes de médicaments psychotropes ne peut nous renseigner sur l'état de la santé mentale des Français. Pourquoi est-il aussi élevé ? Seules des études spécifiques pourraient nous aider à

---

1. Nicole Guignon, « Les consommations d'alcool, de tabac et de psychotropes en France en 1991-1992 », *Solidarité et Santé*, n° 1, 1994, p. 171-185.

répondre à cette question complexe. Nous pourrions d'ailleurs poser d'autres questions. Les médicaments vendus sont-ils réellement consommés? Dans quelles proportions? Les médicaments consommés le sont-ils par de vrais malades? Quelles sont les attentes du prescripteur et du consommateur? Espèrent-ils la disparition des symptômes, un retour à un état antérieur, une amélioration, une guérison? Les schémas médicaux du médecin coïncident-ils avec les représentations du malade? La prescription est-elle toujours précédée d'un diagnostic? Quelle est la pertinence de ce diagnostic?

Si toutes ces questions, faute d'avoir été posées, demeurent sans réponse, force est de constater qu'il n'existe pas plus de réponses dans la littérature étrangère. Une étude finlandaise s'est récemment intéressée au suivi de la prescription de psychotropes par des médecins généralistes pendant une période de trois ans[1]. Sur mille malades tirés au sort, les auteurs ont constaté que, pendant la période de suivi, au moins un médicament psychotrope avait été prescrit à un tiers des patients. Les médicaments les plus prescrits étaient les benzodiazépines (24 % des cas), puis les antidépresseurs (8 %) et un neuroleptique (2 %). Les autres psychotropes se partageaient 10 % des prescriptions. Le prédicteur le plus important pour la prescription des psychotropes était l'identification d'un trouble psychique lors de la première consultation, mais l'âge et le statut conjugal jouaient également sur la prescription. 15 % des patients ont reçu un psychotrope sans qu'aucun trouble psychique ait été identifié. Cette proportion est montée à 18 % lorsqu'il s'agissait de la prescription d'une benzodiazépine. On ne peut guère tirer d'une telle étude un enseignement généralisable, car ses résultats dépendent probablement du type de centre de soins en Finlande où elle a été réalisée.

---

1. M. Joukamaa, P. Sohlman, V. Lehtinen, « The Prescription of Psychotropic Drugs in Primary Health Care », *Acta Psychiatr. Scand.*, 1995, 92, p. 359-364.

Suicide et dépression : un cas de désinformation

Les messages transmis dans le cadre de la formation et de l'information du médecin conditionnent des habitudes de prescription et, de ce fait, jouent un rôle dans le domaine de la santé publique. On a vu à propos de la clinique psychiatrique et des stratégies thérapeutiques dans les troubles psychiques que la formation et l'information étaient, en France, très orientées par le milieu académique vers des symptômes universels traités exclusivement par des médicaments. Lorsque la formation, l'information et la formation médicale continue délivrent des représentations trop simplistes des troubles psychiques individuels, fabriquant ainsi des équations réductrices qui favorisent la prescription de psychotropes aux effets banalisés (très efficaces avec de moins en moins d'effets secondaires), il se crée nécessairement une préoccupation dans le domaine de la santé publique.

L'utilisation systématique de critères diagnostiques qui devraient être réservés exclusivement à la recherche, pour assurer l'enseignement et les stratégies de soins, contribue à créer de fausses représentations de la réalité. On provoque une telle inflation de pseudo-entités cliniques par atomisation des concepts d'anxiété ou de dépression que le médecin finit par se sentir coupable de ne pas reconnaître dans sa clientèle ce qu'on lui enseigne. Comme la réponse est de toute façon univoque et que, quel que soit le concept, la thérapeutique sera une prescription de psychotropes relevant des benzodiazépines ou des antidépresseurs, le médecin peut retrouver son identité médicale en faisant l'économie d'une relation médecin-malade qui demanderait trop de temps à s'établir. La réalité est sans doute différente – heureusement ! –, mais c'est en tout cas – il suffit de lire les articles, les livres et les manuels – ce qui est préconisé.

La façon dont est présenté le lien entre suicide et

dépression fournit un bon exemple d'une désinformation dont la finalité est de faire prescrire plus antidépresseurs. Des leaders d'opinion ont affirmé d'un ton péremptoire que « le traitement de la dépression constitue une prévention du suicide ». Ils ont simplement oublié d'ajouter... « chez le déprimé ». Depuis quelques années, le taux de suicides et, surtout, de tentatives de suicide augmente régulièrement. La consommation d'antidépresseurs augmente également. Qu'en conclure ? Soit les antidépresseurs ne sont pas prescrits aux malades déprimés malgré les nombreuses campagnes dont le médecin est l'objet ; soit le traitement de la dépression par les antidépresseurs est suicidogène ; soit, contrairement à ce que certains affirment, l'argument antidépresseur = traitement préventif des suicides est à rejeter.

La vérité pourrait être exprimée différemment. Certes, toute dépression vraie doit être traitée par des médicaments antidépresseurs qui, d'ailleurs, s'inscrivent dans une stratégie thérapeutique plus globale. Certes, en psychopathologie, les formes les plus sévères de dépression exposent au risque suicidaire à égalité avec les troubles schizophréniques, mais nettement plus que le reste de la psychopathologie. Cela veut-il dire pour autant que tout suicide s'inscrit dans le cadre d'un syndrome dépressif ? L'origine des suicides est en règle polyfactorielle. Leur risque augmente à mesure que s'additionnent des facteurs dont certains pèsent plus lourd que les autres : le sexe masculin, la solitude, la vie en milieu rural, les difficultés économiques sont aussi des caractéristiques qui constituent des déterminants de l'acte suicidaire ; si, en plus, on est déprimé et non soigné, on ajoute un facteur de risque supplémentaire.

Il ne faudrait pas non plus oublier que 73 % des tentatives de suicide sont réalisées avec un médicament prescrit par un médecin. On dispose d'une vaste littérature sur le sujet qui n'est pas en accord avec ce qui est régulièrement répété dans une certaine presse médicale française.

Les chiffres véhiculés sont parfois complètement aberrants. Citons pour l'exemple un extrait d'un dossier consacré au suicide de l'adulte et publié dans *Impact Médecin* : « Les suicides dits "réussis" sont beaucoup plus nettement corrélés à une pathologie psychiatrique (80 à 90 % des cas), au premier chef avec une pathologie dépressive et encore plus lorsque celle-ci est associée à un trouble anxieux [1]. » On imagine les craintes que ces mots peuvent susciter chez le médecin.

En fait, le dernier rapport du Comité économique et social sur le suicide, paru au *Journal officiel* de juillet 1993, reconnaît 30 à 40 % de causes psychopathologiques à l'origine des suicides. Dans une étude réalisée entre 1987 et 1991 dans une région d'Angleterre, les raisons principales des suicides achevés se répartissent ainsi : maladie physique intolérable (20 % des cas), troubles psychologiques (32 % des cas), détresse sociale (48 % des cas) [2]. Bien sûr, on peut être triste, voire déprimé, en cas de difficulté sociale et cela nécessite un traitement anti-dépresseur, mais en aucun cas celui-ci ne rendra un travail à celui qui se désespère d'être au chômage. C'est faire ainsi peu de cas de tout le contexte de la dépression et des déterminants sociaux du suicide achevé. Pourtant, il existe des aides non médicamenteuses dans ces éventualités qui peuvent venir s'ajouter à un traitement en lui-même fort utile. Nul ne songerait à contester le rôle des dépressions graves non traitées dans la survenue de suicides, mais laisser entendre que les suicides sont quasi exclusivement le fait de déprimés ou d'anxieux est préjudiciable aux actions de santé publique. Minimiser ou passer sous silence les facteurs sociaux, c'est oublier par exemple les très brutales diminutions du suicide au cours des années de guerre, en 1914-1918 comme en 1939-1945, que les spécialistes attribuent à une meilleure cohésion

---

1. *Impact Médecin*, n° 299, 10 novembre 1995.

2. P. Meats, B. Solomka, « A Perspective on Suicides in the '90s », *Psychiatry Bulletin*, 1995, 19, p. 666-669.

sociale durant les conflits. En revanche, les courbes des taux de suicide sont souvent parallèles à celles des taux de chômage [1].

En 1996, *Le Concours médical* a publié un excellent article sur la prévention du suicide [2] basé sur l'expérience de plusieurs équipes du CHU de Grenoble. « Il faut mettre la prescription médicamenteuse à sa juste place, écrivent les auteurs de l'article. Une angoisse peut être atténuée ou supprimée momentanément, mais elle revient toujours. Elle témoigne de notre vie psychique ; l'éteindre équivaudrait à l'extinction du sujet. Le patient doit en être prévenu : les psychotropes ne font qu'aider à un mieux-être, mais ne peuvent le transformer, le changer en un autre. Ils doivent être administrés pour l'aider à affronter ses difficultés et non à y échapper ou à "s'échapper" [...]. Cette réalité a bien du mal à être acceptée dans notre société baignant dans l'illusion qu'il y a toujours un médicament pour guérir, un objet pouvant combler un manque et qu'il suffit de "se le procurer" [...]. En conclusion, lorsqu'un patient consulte dans un moment dépressif et qu'il passe à l'acte par la suite, nous nous interrogeons sur une erreur de jugement de l'état clinique du patient. Dans certains cas, il y a pu y avoir erreur, inévitable ou non. Mais, au-delà d'une question de jugement, une autre dimension existe : celle de l'écoute du patient. Avons-nous entendu la demande du patient ? »

---

1. « Les données sociales sur le suicide en France », *Prescrire*, janvier 1995, tome 15, n° 147, 52-55.

2. C. Horiuchi, M. Mallaret, V. Heckman, J.-L. Debru, M. Guignier, « Une meilleure prévention du suicide par le médecin est-elle possible ? », *Le Concours médical*, 13 janvier 1996, 118, 02, p. 67-70.

Psychotropes et modifications psychiques

J'ai montré au chapitre 4 que la pharmacovigilance des médicaments psychotropes était strictement alignée sur la pharmacovigilance des médicaments somatiques. On dispose de méthodologies, de schémas de pensée et de réflexes de comportements qui permettent des notifications concernant pour l'essentiel les effets secondaires des médicaments psychotropes sur le corps. En revanche, on ne se demande jamais si les médicaments psychotropes, surtout s'ils sont utilisés à long terme, n'induisent pas des modifications psychiques infiltrant les comportements du sujet qui est traité et changeant ses goûts et ses relations à autrui.

Le corps médical aura beaucoup de mal à admettre une telle hypothèse. Il suffit de se souvenir des résistances extraordinaires qui se sont développées en France quand on a suggéré que les benzodiazépines pouvaient induire des modifications comportementales, des asservissements de la volonté, ou des réactions d'agressivité. Les associations de consommateurs, très actives à l'étranger et de moins en moins timides chez nous, doivent-elles être les seules à s'intéresser à ces questions?

Le bon usage des psychotropes

Le bon usage des médicaments psychotropes ne doit pas être traité, en psychiatrie, comme celui du traitement médicamenteux d'une maladie somatique. Le traitement de la pneumonie à pneumocoques se satisfait d'un antibiotique bien choisi et adapté aux germes. Le traitement médicamenteux d'une hypertension artérielle ou d'un diabète nécessite déjà plusieurs traitements médicamenteux et amène le médecin, dans le cadre d'une relation qui va s'installer dans le long terme, à proposer des conseils hygiéno-diététiques. Toute recommandation sur le bon usage des médicaments psychotropes devrait tenir compte de la spécificité des soins et de la prise en charge des troubles psychiques qui nécessitent l'établissement d'une véritable stratégie s'appuyant sur la relation avec le patient et le recours à des techniques diverses. Toute « recette » d'utilisation des médicaments psychotropes doit s'inscrire dans un comportement du médecin qui devrait être systématiquement enseigné et systématiquement rappelé. C'est un objectif de santé publique que d'informer autant sur ce qui n'est pas la seule prescription, et doit nécessairement l'accompagner, que sur les conditions techniques d'administration du médicament.

Mais de bonnes recommandations ne garantissent pas contre un mauvais usage des médicaments, c'est-à-dire des traitements beaucoup trop longs par rapport à des études qui ne vérifient l'intérêt et les dangers d'un médicament que sur des périodes plus courtes que le temps réel d'administration dans les conditions de la pratique quotidienne.

*Que savons-nous réellement des propriétés
des psychotropes ?*

Les propriétés connues des principaux médicaments psychotropes ne procurent pas que des effets thérapeutiques bénéfiques. Dans certains cas, par exemple celui de la vigilance, les effets secondaires ne sont que l'exagération des effets dits thérapeutiques. D'une manière générale, on attache beaucoup plus d'importance aux effets secondaires somatiques, dont la liste extrêmement longue figure obligatoirement sur la fiche signalétique du Vidal et s'assortit à chaque fois d'un pourcentage très bas, qu'aux effets sur les fonctions supérieures. Ces effets cognitifs allant dans le sens d'une diminution ou d'une augmentation des fonctions cognitives, selon que le produit est sédatif ou stimulant, ne sont pas sans répercussions dans la vie quotidienne de patients traités en ambulatoire sur de très longues périodes de temps. On ne peut plus maintenir le dogme qui veut que le seul effet d'un traitement psychotrope soit de ramener le fonctionnement psychique « à la normale ». L'état obtenu n'est jamais qu'un compromis entre la disparition de symptômes gênants et la création d'un nouvel état cognitif. Il s'agit de savoir si ce nouvel état cognitif perturbe ou non la vie du sujet et quelle est sa part de responsabilité dans des incidents ou des accidents qui pourraient survenir. Personne ne s'est jamais posé réellement la question. Il existe bien quelques études mais elles consistent, dans le meilleur des cas, à évaluer des volontaires sains dans une unité spécialisée de pharmacologie clinique.

Quelles sont pourtant les conséquences de l'altération des fonctions cognitives sur les performances du sujet, intellectuel ou manuel, dans sa vie de tous les jours, au volant, lorsqu'il travaille avec des outils potentiellement dangereux, dans sa vie sociale, sur les performances scolaires chez les plus jeunes, sur la mémoire chez les plus âgés ? Ces différents effets des psychotropes ne sont pas, comme on le dit trop vite, exceptionnels. Parce qu'ils n'ont pas été étudiés, on prétend qu'il s'agit de manifestations de la pathologie, ou on les excuse en affirmant que la situation serait pire si le patient n'était pas traité. Qu'en est-il de la sexualité des patients soumis à vie à des traitements neuroleptiques qui maintiennent une hormone essentielle, la prolactine, à des niveaux considérablement élevés ? Les benzodiazépines, les sédatifs myorelaxants et diminuant la vigilance ont-ils une incidence sur la fréquence des chutes et des fractures du col du fémur chez les sujets âgés ? Que sait-on des relations entre suicide et sevrage brutal de benzodiazépines ou de certains antidépresseurs ? Y a-t-il un rapport entre la consommation de ces mêmes psychotropes et des accès de violence agressive, voire des actes criminels ? Qu'en est-il quantitativement de la dépendance aux benzodiazépines dans la population française dans les cas de traitements à de très fortes posologies ou chez ceux qui présentent une appétence particulière pour tous les toxiques, quels qu'ils soient? À toutes ces questions, il faut apporter des réponses rassurantes.

La référence empirique à l'expérience clinique ne suffit pas en matière de santé publique. Elle ne permettra pas de rassurer les populations le jour où celles-ci poseront elles-mêmes ces questions. Seules des études spécifiques, menées indépendamment de l'industrie pharmaceutique, nous renseigneront sur la situation exacte.

On ne peut éliminer la question de la dépendance aux benzodiazépines par un article rassurant, alors que les généralistes reconnaissent que les sevrages sont difficiles ou impossibles. Il y a dix ans, en Grande-Bretagne, des campagnes de formation des médecins ont été entreprises. On avait évalué à environ cinq cent mille le nombre de personnes qui ne pouvaient accepter un arrêt de leur traitement alors que plus aucune pathologie ne le justifiait [1]. Qui peut chiffrer aujourd'hui le nombre de sujets dans cette situation en France? Les benzodiazépines sont d'excellents anxiolytiques et hypnotiques, mais leurs indications, sauf exception, doivent être de courte durée. En prescrire à l'année, c'est banaliser des médicaments dont les inconvénients risquent de devenir plus importants que les bénéfices qu'ils apportent. Tout se joue dans le traitement en première intention. La difficulté que rencontrent les médecins lorsqu'il s'agit d'interrompre les traitements après plusieurs mois devrait renforcer dans leur esprit l'importance que revêt la première prescription. Celle-ci ne doit en aucun cas être un geste banal. La limitation dans le temps de la durée de prescription, rendue obligatoire, n'a guère modifié la situation. Le volume de prescriptions des benzodiazépines ne connaît qu'une

---

1. « Benzodiazepine Withdrawal : Outcome in 50 Patients », *British Journal of Addiction*, 1987, 82, p. 665-671.

légère baisse annuelle de 1 à 2 % qui n'est peut-être due qu'à l'augmentation de l'utilisation des antidépresseurs. La limite de la durée de prescription, qui est déjà très longue, n'interdit pas, on le sait bien, la reconduction d'une seconde ordonnance. De nouvelles mesures devraient être prises si l'on souhaite réellement parvenir au « bon usage » des anxiolytiques et des hypnotiques.

Il est à craindre dans cinq ou six ans que nous ne connaissions avec les antidépresseurs un phénomène analogue à celui qui a été constaté avec les benzodiazépines. Tout est en place pour une formidable explosion de la consommation d'antidépresseurs, en particulier dans la série des inhibiteurs de la recapture de la sérotonine dont le nombre va croître sur le marché. L'encadrement extrêmement serré de l'opinion médicale, la parfaite collaboration du milieu académique avec l'industrie pharmaceutique vont faciliter cette situation dont tous les aspects sont déjà contrôlés : les données épidémiologiques démonstratives justifient toutes les augmentations du volume de prescriptions ; les concepts cliniques sont atomisés, ouvrant très grand le marché, de nombreux efforts ont été déployés pour obtenir que le concept d'anxio-dépression soit reconnu dans la classification de l'OMS ; c'est chose faite ; seront donc légitimes, à présent, des indications nouvelles pour de nouveaux produits ou des débordements d'indications pour d'anciens produits ; on affirme la nécessité de traiter pendant des années ; toutes les catégories d'âge sont touchées ; on « démontre » avec insistance combien l'instauration de traitements antidépresseurs permet de réaliser des économies ; on « démontre » le coût de la dépression pour la société et ce que représenterait le déprimé en puissance s'il n'était pas traité ; on conditionne directement l'opinion publique par les médias ; on encadre les prescripteurs par des opérations de formation continue ; on prévoit d'élargir le marché des antidépresseurs en associant la nécessité de traiter les symptômes dépressifs dans d'autres cadres psychiatriques que la dépression ou dans une série d'affections somatiques.

Outre les questions de pharmaco-dépendance, se pose celle des effets nuisibles des médicaments psychotropes sur la sécurité routière. En dehors des travaux pionniers réalisés par l'équipe de G. Lagier, personne ne s'y est vraiment intéressé jusqu'à une époque récente. Dans les milieux académiques, on éludait la réalité en affirmant par exemple qu'il était bien pire de conduire en état d'anxiété que sous anxiolytique, ou encore que les ravages de l'alcool au volant étaient sans commune mesure avec les baisses de la vigilance sous benzodiazépines. De nombreux pays d'Europe ont adopté une autre attitude, comme en Norvège, dès 1981. Une série de médicaments, dont tous les dépresseurs du système nerveux, sont repérés par un triangle rouge sur les conditionnements afin d'attirer l'attention des utilisateurs sur les risques de conduite. D'ailleurs, conduire sous psychotropes dans ce pays équivaut à conduire sous alcool et constitue de ce fait une violation du Code de la route. Depuis longtemps cependant, en France, les responsables de la Sécurité routière, les revues automobiles, ainsi que des toxicologues et des pharmacologues s'étaient penchés sur la question. En décembre 1993, le Comité interministériel de la Sécurité routière a décidé de mettre en place un comité de spécialistes afin de rédiger un livre blanc sur les effets des médicaments et des drogues sur la Sécurité routière. Ce travail, qui a été coordonné par Georges Lagier, a donné lieu à un remarquable document, *Livre blanc. Sécurité routière, drogues licites ou illicites et médicaments*, qui est paru fin 1995. Toute une série de mesures sont proposées, allant d'un pictogramme placé sur les conditionnements à une modification législative du Code de la route et à des dispositions techniques précises en cas d'accident corporel. Des mesures allant dans le sens de ces propositions sont d'ailleurs demandées par l'opinion publique, comme en témoigne le nombre d'articles parus dans la presse grand public ou dans la presse automobile spécialisée [1].

L'optimisation de l'usage des médicaments psychotropes implique que les propriétés des médicaments soient parfaitement connues ; que les médicaments soient exclusivement prescrits à des patients qui en ont réellement besoin ; que l'ordonnance s'inscrive dans une stratégie thérapeutique globale de soins (autrement dit, le médecin ne doit pas réduire le sujet souffrant aux seuls symptômes d'une classification standardisée rendue nécessaire par les besoins des essais thérapeutiques) ; que puisse coexister le strict respect d'une santé publique de qualité et l'expansion légitime des intérêts commerciaux de l'industrie pharmaceutique.

Malheureusement, aucune de ces exigences ne peut, à l'heure actuelle, être satisfaite en France.

Le retard accumulé dans notre pays est si important, comparé à la situation qui prévaut en Grande-Bretagne, en Allemagne, en Italie ou dans les pays scandinaves, qu'il est même impossible de proposer des mesures purement ponctuelles, touchant telle ou telle famille de médicaments psychotropes. Si l'on considère simplement la classe des benzodiazépines, qui est l'une des plus anciennes, l'une de celles dont les propriétés sont les mieux connues, on s'aperçoit que toute mesure qui serait prise, à supposer qu'on veuille bien l'appliquer, serait vouée à l'échec.

Mieux informer les médecins ? Pour quoi faire ? Ils disent savoir... Les deux cent mille personnes (au minimum) incapables d'interrompre le traitement qu'elles

---

1. Nicolas Le François et Guillaume Geneste, « Amères pilules ». Enquête sur conduite et médicaments, *L'Auto-Journal*, n° 429, 18 janvier 1996, p. 82-85.

suivent depuis des années ne les inquiètent pas. Ils savent pourtant que le sevrage est impossible – en tout cas, ils ne tenteront pas l'expérience avec leur clientèle de ville.

Informer les patients, comme cela se pratique aux États-Unis ou en Grande-Bretagne de manière systématique ? Encore une illusion... Les résistances seront beaucoup trop fortes et l'on ne peut tout de même pas inciter le consommateur à refuser la prescription de son médecin ! Pourtant, de nombreuses benzodiazépines sont des drogues de rue, des *street drugs*, largement utilisées de manière illicite et très prisées par les toxicomanes, comme le montrent, par exemple, les rapports de l'ONU et d'Interpol...

La diminution de la durée des ordonnances de benzodiazépines n'a pratiquement pas affecté les volumes de prescription. Certes, depuis quelque temps, ce volume baisse chaque année de 1 à 2 % ; mais n'est-ce pas plutôt que les antidépresseurs ont vu leur marché s'accroître à cause de l'introduction officielle du concept de « syndrome anxio-dépressif » ?

Faut-il, grâce au carnet médical, interdire le renouvellement de la prescription par un autre médecin que le premier prescripteur dans un délai déterminé ? Faut-il obligatoirement faire évaluer par un spécialiste la nécessité de ce renouvellement au-delà d'un certain nombre de semaines ? Faut-il modifier les conditionnements et limiter à quinze jours la prescription maximale d'un anxiolytique et à huit jours celle d'un hypnotique ? Faut-il limiter aux seuls spécialistes les prescriptions de durée plus longue ou ne leur réserver que les « fortes posologies » ?

De telles décisions auraient certainement peu d'effets pratiques tant seraient fortes les résistances.

Il n'existe qu'une seule certitude : le volume de ventes des médicaments psychotropes en France est incroyablement plus élevé que dans n'importe quel autre pays du monde. Toutes les questions que l'on peut se poser à ce sujet restent désespérément sans réponse faute d'études indépendantes ou, tout simplement, parce que ceux qui font l'opinion médicale ne s'en préoccupent pas. La France semble faire cavalier seul, indifférente aux mesures de sécurité adoptées à l'étranger, aux campagnes d'information du milieu médical et du grand public développées par les pouvoirs publics de certains pays, aux recommandations des organismes internationaux.

Comment trouver un équilibre, nécessairement précaire, entre les impératifs de santé publique, les aspects économiques de la prescription et les intérêts de l'industrie pharmaceutique ?

Il n'existe, en France, pas d'autre source d'information que celle des industriels du médicament, dont les moyens de promotion sont tout-puissants. Une contre-information est donc nécessaire. Mais informer les médecins et les consommateurs n'a aucun sens tant que les programmes universitaires ne traitent pas de l'effet placebo, tant que la question des conflits d'intérêts des leaders d'opinion et des experts, qui commence seulement à être abordée – mais de quelle manière ! – alors qu'elle constitue une préoccupation majeure des revues nord-américaines, n'est pas réglée, tant que la responsabilité médico-légale de la consommation de psychotropes, à peine évoquée en France contrairement à la plupart des pays occidentaux, n'a pas été déterminée.

Que sait-on d'un produit avant sa commercialisation ? Est-il normal que l'autorisation de mise sur le marché soit accordée après quelques semaines d'administration à un petit nombre de patients non représentatifs et que le traitement statistique des données ne soit pas contrôlé dans le détail ?

Que sait-on réellement d'un médicament une fois qu'il a été commercialisé ? Est-il acceptable que toutes les études de phase IV soient exclusivement réalisées et exploitées par l'industriel qui est responsable de la vente du médicament concerné ?

Peut-on imaginer une prescription raisonnée des psychotropes quand le discours académique et celui des leaders d'opinion voudraient faire croire que la psychiatrie est une science des maladies mentales, alors qu'il s'agit d'une médecine du sujet souffrant ? Certes, ce débat n'est pas neuf. Il opposait déjà en France, il y a plus de quarante ans, Paul Guiraud et Henri Ey. A cette époque, Guiraud ne pouvait pas compter sur la puissance commerciale de l'industrie pharmaceutique pour soutenir sa position. Mais aujourd'hui, la médecine du sujet souffrant a peu de chances d'être enseignée. Des traitements purement pharmacologiques de symptômes universels et standardisés lui ont été substitués.

Pourtant, régulièrement des cris d'alarme sont lancés.

Dès 1984, on l'a vu, Michel Detilleux montrait que la situation de la prescription des tranquillisants et des hypnotiques, puis celle des antidépresseurs étaient de nature à compromettre la santé publique. En 1989, le rapport des « cinq sages » enfonçait le clou à propos des tranquillisants et des hypnotiques : « Le développement d'une dépendance médicamenteuse dans une partie aussi importante de la population est un problème de santé publique. La prescription massive de tranquillisants est une solution inadaptée aux problèmes de l'anxiété et des difficultés à vivre dans des sociétés qui associent de multiples contraintes à un affaiblissement des rapports affectifs et de la solidarité "non financière" entre les individus. La France n'a pas l'exclusivité de ces problèmes. De plus, accepter cette dépendance serait admettre que le traitement d'une maladie de société consiste à prendre un produit qui pourrait aider à la supporter. » Les auteurs du rapport désignaient déjà les responsables de cette situation : « les insuffisances de la formation initiale et continue des médecins dans le domaine thérapeutique » ; « l'efficacité de ces produits et leur aptitude à créer une dépendance » ; « les intérêts économiques des producteurs qui disposent d'une possibilité de promotion mal contrôlée, fondée sur quinze mille visiteurs médicaux, sur la publicité massive s'exerçant dans une presse spécialisée devenue financièrement dépendante de cette publicité et allant jusqu'à des subventions directes ou indirectes des prescripteurs ». Ils concluaient notamment par ces mots : « Il est souhaitable de disposer d'une industrie forte et prospère, capable de financer sa recherche. Il est inacceptable de laisser se développer les méthodes de promotion qui n'ont pas leur place dans le domaine de la santé. » Même le rapport Legrain, pourtant organisé par le syndicat national de l'industrie pharmaceutique, proposait en 1990 d'améliorer la prescription des benzodiazépines en adoptant des mesures d'information du corps médical et du grand public qui n'ont jamais été suivies d'effet. En 1995, le très gros travail de réflexion et de propositions réalisé par J.-P. Bader sur *Le Bon Usage des médicaments* ne semble pas, lui non plus, avoir entraîné des mesures de concrétisation.

Tout a été dit, rien n'a été fait. Dans ces conditions, nous n'avons sans doute que ce que nous méritons en matière de santé publique, de pathologies iatrogènes et de gaspillage économique...

Il est pourtant des domaines en friche, car pauvres en moyens, mais très prometteurs. Ainsi des travaux de Serge Karsenty (INSERM), qui nous enjoint de ne pas aller chercher dans l'épidémiologie des arguments pour expliquer la croissance de la vente des psychotropes. Il décrit fort bien ce malade qui vient pour parler de n'importe quoi, c'est-à-dire de lui, devant un médecin obligé de rester dans son cadre et de médicaliser la situation par une ordonnance. Naturellement, qu'il s'agisse de constipation, de jambes lourdes ou de dépression, pour vendre le médicament, il faut vendre la maladie. Le médecin ne peut pas dire à son patient que celui-ci n'est pas malade et que ce dont il a d'abord besoin, c'est d'être écouté. L'offre médicale inspire la demande. Il n'existe pas de contrainte dans la fidélisation de la clientèle. Tout devient pathologie. Même les difficultés conjugales, baptisées « conjugopathies », appellent un traitement psychotrope... Selon Karsenty, seules des mesures techniques permettraient d'agir sur la prescription. Mais la diminution, sauf pour le spécialiste, de la durée légale de la prescription en matière de psychotropes, ou le carnet spécial à souches dont l'une resterait chez le pharmacien, pour ne prendre que ces exemples, sont des solutions valables pour les effets « mécaniques » qu'elles produiraient, non parce qu'elles tiendraient compte de la complexité du contexte de la prescription.

Les études sociologiques de la consommation de psychotropes ne sont qu'ébauchées en France. Aucun moyen n'a été consacré à ce type de recherche et seuls les travaux d'Alain Ehrenberg [1] apportent une vraie lumière dans ce domaine. Pourtant, la MIRE a lancé en 1994 un appel d'offre sur le thème « Médicaments et santé mentale » qui ouvrait de larges perspectives aux chercheurs en sciences sociales et en santé publique [2]. Malheureusement, les budgets consentis ne permettaient pas d'envisager des actions de grande envergure. Le programme détaillé de cet appel d'offre constituait déjà une remarquable réflexion sur le sujet. En voici un extrait : « Les psychotropes peuvent apparaître, dans les faits, en première ligne des réponses que la société propose aux situations anxiogènes qui l'affectent globalement, ou qui touchent certains groupes de la population. En ce sens, leur usage serait un baromètre sensible des situations sociales de crise. Toutefois, mettre en regard de telles situations dans des lieux, des systèmes de santé, des moments différents, pourrait conduire à nuancer une telle idée. Ces médicaments enregistrent ainsi le changement qualitatif des attitudes sociales et des exigences de "bien-être", de "confort" psychologique, comme le changement des demandes adressées à la médecine face à la douleur, à la maladie, à la mort ou au risque d'échec social. Ils sont donc utilisés

---

1. *Cf.* par exemple *L'Individu incertain*, Paris, Calmann-Lévy, 1995.
2. *Mire Info*, nᵒ 31, juillet 1994.

dans des épreuves graves de l'existence – autrefois largement prises en charge par les pratiques rituelles, imaginaires et symboliques –, mais aussi, plus quotidiennement, dans la "gestion" de la conflictualité sociale ou familiale et des tensions adaptatives qui habitent les individus. Comment interroger alors les frontières entre souffrance pathologique et malheur ordinaire dans un contexte où un objet médical peut être amené à répondre aux frustrations du quotidien et aux situations de perte ? »

On ne dira jamais assez que, au-delà des impératifs techniques, des recommandations concernant le « bon usage des médicaments », la prescription de médicaments psychotropes exige un temps minimal nécessaire à la consultation. Ce temps, qui fait si cruellement défaut, car il est insuffisamment rémunéré, est moins un argument important pour imaginer les conditions d'une « consultation longue » que pour repenser complètement le système de distribution des soins.

Si rien ne change, que voit-on se profiler en matière de prescriptions de médicaments psychotropes ? Quelques articles de presse en donnent une idée. Dans le *Financial Times*, Victoria Griffith écrit : « Les scientifiques sont en train de trouver une multitude de nouvelles indications pour le Prozac – proclamé médicament miracle des années quatre-vingt-dix – qui vont du mal de tête aux violences conjugales. Le médicament, fabriqué par Eli-Lilly, n'a jusqu'alors reçu de la FDA qu'une indication officielle pour la dépression et les troubles obsessifs-compulsifs. » Une dépêche de l'APM (13 novembre 1995) nous apprend que, en Grande-Bretagne, selon le *Sunday Times*, les inhibiteurs de la recapture de la sérotonine débarquent en pédopsychiatrie : "Les inhibiteurs sélectifs de la recapture de la sérotonine, à commencer par le Prozac, font l'objet d'une utilisation croissante en pédiatrie", selon le *Sunday Times*, qui a consacré dimanche un article à cette tendance venue de l'autre côté de l'Atlantique. [...]

Le British National Formulary spécifie que les IRS, comme Prozac, la Paroxetine, ou Seroxat, ne sont pas indiqués chez l'enfant. Mais il ne s'agit que d'une recommandation, la liberté de prescription médicale restant universelle en Grande-Bretagne. »

Tout est en place pour l'explosion prochaine de la médicalisation pharmacologique de l'existence. De « nouveaux » antidépresseurs vont apparaître, ainsi que de nouvelles classes thérapeutiques à visée comportementale dans le domaine de l'agressivité et de la violence par exemple. On peut aussi annoncer la maîtrise pharmacologique des enfants désobéissants, comme c'est déjà le cas aux États-Unis avec la Ritaline, et le développement rapide du marché des psychotropes dans le domaine pédiatrique. Tant que le chiffre d'affaires de l'industrie pharmaceutique sera dû à la seule vente des médicaments, l'évolution est inéluctable. Elle est favorisée par un système rodé au plan international dont les moyens de promotion sophistiqués contrôlent l'information, les congrès, les colloques, les revues et les livres, le discours universitaire et dont la finalité, de plus en plus précise, est le marketing direct du consommateur. Dans les pays industrialisés, la santé est avant tout un marché économique qui, à court terme, sera contrôlé par ceux des industriels qui représenteront une véritable puissance au niveau de l'économie mondiale. La taille des entreprises sera déterminante dans cette compétition.

Face à cette situation, trois propositions peuvent être formulées : améliorer l'existant ; créer des outils nouveaux d'évaluation et de suivi ; repenser le système actuel de distribution des soins.

Améliorer l'existant

Cette première proposition implique d'agir auprès des différents acteurs de la chaîne de santé.

LES INDUSTRIELS DU MÉDICAMENT

Les accords conventionnels sont un bon modèle de procédures. Ils permettent de ménager les impératifs de santé des populations, la nécessité pour les industriels de réaliser du profit et les contraintes économiques. Ainsi, la commercialisation de produits anciens, peu rémunérateurs et peu prescrits, mais dont les indications, rares et précises, ne connaissent pas d'équivalent, pourrait être poursuivie. Un IMAO de première génération comme le nialamide vient d'être retiré du commerce par les laboratoires Pfizer qui préparent le lancement d'un nouvel antidépresseur de la classe des IRS, alors que cette molécule mériterait le statut de « médicament orphelin ». Son maintien pourrait s'assortir d'une compensation pour le laboratoire.

Deux domaines d'action des industriels mériteraient un encadrement : la visite médicale et les actions de promotion. La visite médicale a été particulièrement étudiée par J.-P. Bader qui note : « La donnée fondamentale est que les quinze mille visiteurs médicaux constituent simultanément et de façon indissociable l'outil essentiel et largement majoritaire d'information des prescripteurs sur les médicaments ; l'élément essentiel de la publicité destinée à promouvoir les ventes. [...] Le visiteur médical est essentiellement là pour faire vendre [...]. Autant tous les autres véhicules d'information promotionnelle sont contrôlés, même imparfaitement, autant le dialogue médecin-visiteur médical demeure singulier et confidentiel autorisant toutes les dérives (informations abusives, dénigrement du concurent, voire petits cadeaux pour inciter à la prescription) [1]. »

En ce qui concerne le contrôle des actions de promotion, il est possible d'envisager d'inscrire une clause de conscience dans la Convention collective des délégués

---

1. J.-P. Bader, « Réflexions sur le bon usage du médicament, III », *Le Concours médical*, 17 juin 1995, p. 1912-1914.

médicaux déterminant leur conduite en cas de consignes qui leur seraient signifiées et qui s'écarteraient de la stricte information thérapeutique. On peut aussi proposer de contrôler non seulement le contenu qualitatif (et non quantitatif) de la promotion, mais encore ses méthodes et la nature des relations publiques, dont les objectifs peuvent ne pas être conformes à une éthique de la prescription. Des sanctions financières réelles et rendues publiques pourraient être prévues concernant les actions à visée directe sur le grand public, quels que soient les moyens détournés utilisés (presse grand public, agences de communication, etc.). Il faudrait également sensibiliser la presse grand public aux aspects déontologiques des actions dans le domaine de la santé publique. Les journalistes pourraient se voir offrir la possibilité de vérifier les informations auprès de sources officielles. Enfin, une charte éthique devrait être élaborée, à laquelle les industriels signataires se conformeraient, et qui tenterait de concilier les impératifs commerciaux et le respect de la santé publique.

LES PRESCRIPTEURS

Un certain nombre de pays européens ont imposé à l'intérieur de leurs frontières un statut réglementaire à la prescription des médicaments psychotropes. En Belgique, on ne peut prescrire qu'une boîte par ordonnance (ce qui n'interdit pas de délivrer deux ordonnances à la fois) ; en outre, les anxiolytiques et les hypnotiques ne sont pas remboursés (on a vu cependant que l'incidence sur leur consommation était nulle dans la partie francophone). En Italie, les médecins ne peuvent pas prescrire plus de deux produits par ordonnance et les anxiolytiques et les hypnotiques sont déremboursés depuis 1991. Les antidépresseurs inhibiteurs de la recapture de la sérotonine sont également déremboursés depuis 1994, mais les tricycliques sont pris en charge à 100 % et sont classés comme seuls antidépresseurs réellement indispensables. En

Grande-Bretagne, les médicaments inscrits sur une sorte de liste noire, la *black-list*, ne sont pas pris en charge par le Service national de santé. Certains principes actifs de cette *black-list* sont cependant pris en charge s'ils sont prescrits sous forme de générique (c'est le cas, par exemple, des sédatifs et des tranquillisants benzodiazépiniques). De telles mesures, prises isolément en France, offriraient peu d'intérêt. Elles se heurteraient sans doute aux protestations du milieu médical et n'aboutiraient pas à une « optimisation de la prescription ». En revanche, une réflexion pourrait être développée à propos de la limitation absolue de la durée maximale de prescription de benzodiazépines *en première intention* par le médecin généraliste. En effet, la limite actuelle n'exclut nullement un renouvellement d'ordonnance à la treizième semaine pour les anxiolytiques et à la cinquième semaine pour les hypnotiques. Le traitement pharmacologique plus prolongé des troubles anxieux ou des troubles du sommeil, quand il est réellement nécessaire, relève à l'évidence de pathologies plus rares et beaucoup plus sérieuses qui devraient être du seul domaine du spécialiste et, par ailleurs, nécessiter un projet de soins plus global que la seule prescription médicamenteuse. Mais il est évident que le médecin généraliste qui prescrit depuis des mois, voire des années, anxiolytiques ou hypnotiques à une clientèle fidélisée dans la consommation de ces médicaments peut difficilement revenir en arrière et gérer un sevrage dans les conditions de consultation de la médecine générale.

La même réflexion pourrait être développée au sujet du suivi à long terme des patients déprimés. Un patient authentiquement déprimé requiert souvent un suivi pendant plusieurs mois. Ce suivi ne saurait se satisfaire d'une reconduction automatique d'ordonnance. On voit mal comment le temps nécessaire à l'accompagnement psychologique pourrait être garanti dans les conditions matérielles de la consultation en médecine générale. Or, si l'on en croit les données disponibles, l'essentiel des malades déprimés, du moins l'essentiel des consommateurs d'anti-dépresseurs, sont suivis en médecine générale. Quelle est l'influence d'un suivi hâtif et incomplet limité à la seule prescription sur les rechutes, les récidives, les résistances et la chronicité des syndromes dépressifs ? Nul ne peut le dire à l'heure actuelle.

Plus que des mesures restrictives touchant la prescription, il est important d'agir sur la formation, l'information et la formation médicale continue pour qu'elles demeurent indépendantes de toute action promotionnelle. Cette question a également été étudiée par J.-P. Bader [1] qui l'aborde sous deux angles, celui du caractère informatif des essais de phase IV et celui des réunions médicales de formation, information, promotion et du bon usage du médicament. Les essais de phase IV sont connus pour obéir à une préoccupation de marketing presque pur, alors qu'ils ont lieu au moment même où le médicament, utilisé en conditions réelles, va enfin pouvoir être cerné dans ses aspects thérapeutiques et sa tolérance. « Quelle connaissance avons-nous de l'ensemble de ces essais ? se demande J.-P. Bader. Une connaissance presque nulle. Bien que l'on estime à 10 % des budgets promotionnels, soit un milliard de francs, le financement de ces phases IV. » Les solutions qu'il propose sont intéressantes (contrôle par la Commission de la publicité) à condition que des experts indépendants du laboratoire pharmaceutique puissent avoir accès aux données brutes et refaire l'intégralité des calculs de significativité statistique. Sans cette précaution, le contrôle ne portera que sur la présentation des conclusions apportées par le laboratoire.

En ce qui concerne les réunions médicales de formation et d'information, Bader précise : « On est là encore, comme dans le domaine des études postcommercialisation, en face d'une énorme nébuleuse, dont on ignore le

---

1. J.-P. Bader, « Réflexions sur le bon usage du médicament, IV », *Le Concours médical*, 24 juin 1995, p. 1980-1982.

volume, le contour et le contenu. On estime le volume financier utilisé par les firmes pour ce secteur à plus de deux milliards de francs. En regard, les budgets investis par la Formation Médicale Continue conventionnelle et par certaines institutions apparaissent presque comme dérisoires. »

La question de l'indépendance de la presse médicale est très préoccupante. La lecture des revues devrait être une source importante d'informations utiles à la prescription. On sait que la presse médicale, en dehors de quelques rares revues, dépend financièrement de ses annonceurs et subit des pressions multiples de la part des chefs de produit sur le contenu rédactionnel dès lors qu'il s'agit de médicaments. On assiste à une baisse des budgets promotionnels destinés aux revues médicales pour lesquelles la concurrence, de plus en plus féroce, les affaiblit face aux pressions dont elles font l'objet. Par ailleurs, les *house organs* des laboratoires se multiplient. Présentés de manière attrayante, comportant la signature des leaders d'opinion et des experts habituels, ils véhiculent une information totalement orientée. Comme ils servent souvent de support aux publicités du laboratoire, ils concurrencent de surcroît la presse médicale. A très court terme, la disparition de la presse médicale indépendante, voire de l'ensemble de la presse médicale, est prévisible. Il serait utile de favoriser la constitution d'un groupe de travail réunissant tous les partenaires et débouchant sur la définition d'une déontologie qui, en préservant les intérêts de chacun, servirait principalement la santé publique. C'est aux pouvoirs publics à tenir compte de l'engagement des laboratoires qui aideraient une presse réellement indépendante.

L'AGENCE DU MÉDICAMENT

On se pose trop rarement, et sans souci de transparence, la question des conflits d'intérêts qui interfèrent avec l'indépendance des experts et des membres des différentes commissions de l'Agence du médicament. Les pays anglo-saxons, pour prendre un exemple, s'en préoccupent bien davantage, où les liens de chacun sont connus de tous. En France, c'est un problème tabou. La crédibilité des avis qui sont émis à destination du corps médical comme du grand public est liée à la certitude que l'on peut avoir d'une totale indépendance des experts. Cette question ne devrait donc pas donner lieu exclusivement, comme c'est le cas aujourd'hui, à des déclarations qui, reposant sur la bonne volonté des experts, sont entourées d'un épais mystère et d'une grande confidentialité. Certes, rares sont les médecins qui peuvent exercer une activité quelconque en dehors du financement, direct ou indirect, de l'industrie pharmaceutique, et je ne parle pas des prestations de service ou des contrats passés à titre personnel. Par contraste, le quasi-bénévolat des experts des commissions de l'Agence du médicament risque d'induire des situations délicates. Une définition précise de ce qui relève du possible et de ce qui est incompatible avec la qualité d'expert, accompagnée d'une transparence aux yeux de tous, améliorerait sans doute la situation de façon notable.

Dans cette même perspective, l'absence totale d'autonomie des études épidémiologiques, pharmaco-épidémiologiques et, surtout, médico-économiques, pose problème. La sous-traitance de ces travaux par des sociétés de services rémunérées par l'industrie pharmaceutique ne change rien à la situation. Un large débat existe actuellement aux États-Unis, comme on l'a vu, à propos du crédit à accorder à de telles études selon qu'elles ont été menées ou non en totale indépendance financière par rapport aux intérêts industriels.

J'ai également souligné la nécessité d'une pharmaco-vigilance spécifiquement adaptée aux effets psychiques des médicaments psychotropes. Une telle entreprise demanderait que l'on élabore une méthodologie originale, qui serait peut-être lourde à mettre en œuvre, mais qui, seule, permettrait d'apporter des garanties quant aux effets possiblement délétères, transitoires ou définitifs, induits chez les consommateurs par ces classes de médicaments.

La France est demeurée très en retrait par rapport aux initiatives prises dans d'autres pays en matière de protection de la santé publique liée à la consommation de psychotropes. Par exemple, la conduite automobile chez les utilisateurs de médicaments psychotropes est réglementée à l'étranger. Le *Livre blanc sur la sécurité routière* constitue à cet égard une excellente base de propositions. Il semble que des travaux soient poursuivis actuellement qui devraient déboucher sur des mesures techniques et, peut-être, sur un projet de loi. En revanche, la question de l'atténuation de la responsabilité du consommateur de psychotropes en cas de délit ou de crime n'est absolument pas prise en considération dans la jurisprudence française. Les États-Unis ont une position radicalement différente à ce sujet. Il serait pourtant utile de sensibiliser les juges d'instruction à la responsabilité éventuelle de psychotropes dans des actes auto- et, surtout, hétéro-agressifs. Tout en sachant les difficultés que soulève une telle procédure, les juges devraient conduire une recherche systématique de produit chez les personnes concernées.

LE RÔLE DES CAISSES D'ASSURANCE MALADIE

Si elles en avaient les moyens logistiques et humains, les caisses nationales d'assurance maladie seraient tout à fait à même de recueillir des informations extrêmement précieuses sur la prescription des médicaments psychotropes. J'en ai déjà parlé dans ce livre sans qu'il soit besoin d'y revenir. L'informatisation des données de la prescription est une étape préalable qui semble actuellement en cours de réalisation. Dans un avenir proche, on peut envisager que les Caisses jouent un rôle de surveillance et de contrôle des systèmes d'approche globale de la maladie qui ne manqueront pas d'être mis en place dans notre pays.

CLARIFIER LES LIENS QUE LES LEADERS D'OPINION
ENTRETIENNENT AVEC L'INDUSTRIE
PHARMACEUTIQUE

Les experts des commissions du service public ne sont pas les seuls à être concernés par le problème des conflits d'intérêts. Les leaders d'opinion le sont aussi. Une dépendance financière, directe ou indirecte, à finalité personnelle ou collective, entre certains d'entre eux et l'industrie pharmaceutique est de nature à influencer le contenu de leur enseignement et de leurs positions publiques. L'Organisation mondiale de la santé a pris plusieurs fois position à ce sujet. Ainsi, en 1990 : « D'après certaines études, il est fréquent que des médecins de renom aient des liens avec l'industrie pharmaceutique et y occupent des fonctions, par exemple en siégeant au conseil d'administration ou dans un conseil scientifique. Ces mêmes médecins exercent des fonctions de recherche et d'enseignement, participent à la rédaction de revues médicales, siègent dans des comités médicaux et dans les organismes chargés du remboursement des dépenses de santé et sont ainsi à même d'influer sur la politique de santé et la politique du médicament de leur pays [1]. » Il s'agit là encore d'une question qui n'est jamais abordée en France. Dans ce domaine, la transparence des liens entre les leaders d'opinion et l'industrie pharmaceutique devrait être affichée afin que le corps médical puisse relativiser les positions défendues dans le domaine de la prescription.

---

1. H. Ghodse et I. Khan (dir.), *Les Médicaments psycho-actifs : pour une meilleure prescription*, OMS, Genève, 1990, 104 p.

LE RÔLE DES POUVOIRS PUBLICS
DANS L'INFORMATION DES CONSOMMATEURS

Les consommateurs ne disposent d'aucune information objective et indépendante au sujet des pathologies susceptibles d'être traitées par les médicaments psychotropes. Certes, les médecins devraient être capables de délivrer cette information, mais cela demande un temps qui n'est pas toujours compatible avec les contraintes de la consultation. Le public confond très souvent tristesse et dépression; cette dernière est utilisée pour caractériser des affects légitimes de l'existence. De même, une banale anxiété réactionnelle et/ou de brèves difficultés d'endormissement sont considérées comme pathologiques de manière hâtive et conduisent à une demande médicale immédiate. L'OMS a souligné ce risque et a rapporté des actions bénéfiques d'information réalisées soit par les pouvoirs publics, soit par des associations nationales de consommateurs avec l'aide des chaînes de télévision comme ce fut le cas en Grande-Bretagne et aux États-Unis. « Le fond du problème concernant l'utilisation des médicaments psychoactifs, rapporte l'OMS, c'est que les symptômes pour lesquels ces médicaments sont prescrits – par exemple insomnie, dépression, anxiété et incapacité à faire face aux problèmes de la vie courante – sont souvent davantage l'expression de problèmes personnels, interpersonnels et sociaux sous-jacents que celle d'un trouble reconnu. De ce fait, le corps médical se trouve amené à apporter une solution pharmacologique à des problèmes non médicaux – situation qui a des implications profondes pour la société tout entière. C'est au malaise réel provoqué par cette situation et au fait que le prescripteur n'ignore pas que les substances ainsi ordonnées en abondance peuvent donner lieu à des abus et engendrer une dépendance, qu'il faut attribuer les préoccupations qui se font jour devant l'abondance des prescriptions de médicaments psycho-actifs [1]. » Cette nécessité d'informer le grand public avait déjà été soulignée dans le rapport Legrain en 1990. Des actions conjointes avec les caisses d'assurance maladie et les cabinets médicaux ont déjà été développées, mais en général sans dépasser la dimension régionale.

Créer de nouveaux outils d'évaluation et de suivi

L'OBSERVATOIRE NATIONAL DE LA PRESCRIPTION MÉDICAMENTEUSE

Aucune structure ne regroupe aujourd'hui les informations relatives à la prescription ni n'analyse les déterminants médicaux, sociaux, culturels, promotionnels, etc., de celle-ci. Il existe certes de nombreuses sources d'information, mais qui ne donnent pas lieu à une collection systématique des données afin de les confronter et de les compléter. Parmi ces sources, on peut citer, sans ordre particulier : le Syndicat national de l'industrie pharmaceutique, les Conseils de l'ordre des pharmaciens et des médecins, l'Agence du médicament, l'ANDEM, l'INSERM, le CREDES, les Caisses d'assurance maladie, etc. La création d'un Observatoire national de la prescription médicamenteuse permettrait de fournir un état des lieux permanent de la prescription. Une telle structure devrait développer des contacts internationaux avec des organismes homologues, mais également, en particulier en matière de trafic, avec les services spécialisés de l'ONU, d'Interpol, du ministère de l'Intérieur. Un « tableau de bord » régulier de la consommation de psychotropes et de ses déterminants pourrait être proposé à la Direction générale de la santé, aux commissions de l'Agence du médicament, aux décideurs économiques, etc.

---

1. *Ibid.*

UNE UNITÉ NATIONALE DE PHARMACOLOGIE CLINIQUE

L'Agence du médicament ne possède pas d'outils propres qui permettent de vérifier de manière indépendante des points cruciaux pour l'évaluation du médicament. Les dossiers d'autorisation de mise sur le marché contiennent des essais conçus, suivis et exploités statistiquement par l'industrie pharmaceutique. Ces essais ne donnent pas lieu à une vérification détaillée de la manière dont les données ont été statistiquement exploitées. Des essais cruciaux (par exemple contre placebo ou contre produit de référence) ne donnent lieu qu'à une évaluation globale de la méthodologie, du protocole et des techniques d'évaluation statistique. On a vu également que les essais de phase IV, totalement à l'initiative de l'industriel, ne sont pas même évalués pour le moment par les pouvoirs publics. On peut imaginer qu'à différents moments de la vie d'un médicament après sa commercialisation des questions précises se posent aux instances garantes de la santé publique qui n'ont actuellement aucun moyen d'opérer des vérifications indépendantes. Toute la logistique et toutes les compétences existent pourtant dans le service public pour atteindre cet objectif. On les trouvera à l'Agence du médicament, à l'ANDEM et à l'INSERM. Les investigateurs cliniciens existent dans les CHU où leur statut implique des activités de recherche clinique. En n'ayant évidemment aucun caractère systématique, une telle unité nationale de pharmacologie clinique permettrait aux décideurs d'obtenir des réponses totalement indépendantes dans les cas où des questions précises seraient amenées à être posées.

UNE SOURCE DE FINANCEMENT D'ÉTUDES INDÉPENDANTES

Les études dont l'éventualité vient d'être évoquée pourraient être financées par un fond commun d'étude du médicament alimenté par l'Agence du médicament, les

Caisses d'assurance maladie et l'industrie pharmaceutique.

Vers un nouveau partenariat des acteurs de la santé

Les temps ont changé, la société s'est transformée et les acteurs de la santé doivent s'y adapter. On peut regretter l'absence du « bon docteur », médecin de famille, qui connaissait personnellement tous ses patients depuis leur enfance. Ce praticien se fait de plus en plus rare, en raison de l'éclatement des familles et des migrations de populations, du moins dans les grandes villes, qui contribuent à renouveler les clientèles. Les schémas d'autrefois doivent laisser la place aujourd'hui à d'autres systèmes de soins dont il faudra veiller à ce qu'ils ne soient pas déshumanisés.

La vraie dimension industrielle ne consiste plus uniquement à vendre des boîtes de médicaments, mais à être partenaire d'un système de santé. Les Américains l'ont déjà compris et les Européens, en particulier les Français, commencent seulement à envisager cette situation. La rentabilité, dans un futur proche, sera sans doute la valeur ajoutée au médicament. Dans la guerre économique qui voit s'affronter les différentes parties du monde, le médicament joue un rôle moins important que le marché de la santé lui-même. A l'égard du médicament, la France, troisième marché mondial, n'est plus qu'une zone de chalandise pour les molécules étrangères. Dans le domaine des médicaments psychotropes, les Américains ont rattrapé leur retard et les molécules européennes, en particulier françaises, risquent d'être balayées. D'après les économistes, une firme qui ne détient pas aujourd'hui 5 % du marché mondial est condamnée à disparaître à court terme. L'industrie pharmaceutique n'y échappera pas, sauf à changer son rôle dans le domaine de la santé.

Le médicament est passé au fil du temps de la substance « qui sauve » à un produit industriel soumis comme les autres aux impératifs d'un système économique qui impose la croissance ou la disparition. La santé est passée, quant à elle, de l'état normal d'un individu que la maladie pouvait altérer ou handicaper à un colossal marché financier dont l'exploitation semble aujourd'hui parmi les plus prometteurs et les plus lucratifs des secteurs industriels. Il est clair que le domaine du psychisme, où la frontière entre le normal et le pathologique (du moins pour l'anxiété et la dépression) est floue et parfois arbitraire, représente un marché privilégié, car extensible. La diversification des activités s'imposera à court terme aux industriels, car la seule vente des boîtes de médicaments ne suffira plus à augmenter le chiffre d'affaires et à dégager des profits. Les industriels devront apporter leurs compétences logistiques au réseau de soins. Les conditions de ce partenariat pourront se négocier au sein des conventions de manière contractuelle. En effet, la prescription doit demeurer un aspect important, non la finalité unique de la fonction médicale ; elle ne doit donc pas être isolée artificiellement du reste de la distribution des soins. Certes, il faudrait organiser les relations et les collaborations entre les partenaires du réseau de soins afin que la gestion raisonnée des soins, comme c'est le cas aux États-Unis, ne devienne pas uniquement un *disease management* aux aspects purement comptables. Le tissu d'aide médico-sociale existe en France, mais à l'état de trame. Il faudrait en assurer l'homogénéité, dont le patient prendra alors conscience, en établissant une coordination entre les partenaires et en favorisant leur communication. Les préoccupations des divers intervenants du secteur libéral et du secteur public devraient être centrées sur le malade et non sur sa maladie afin de privilégier la dimension humaine des soins. Cela est particulièrement nécessaire pour des pathologies évoluant sur le long terme (schizophrénies ou certaines formes de troubles de l'humeur) ou pour les sujets âgés dépendant ou non d'une tierce personne. A condition de pouvoir s'appuyer sur une logistique de coordination, le médecin généraliste trouverait là un rôle authentique de « médecin du patient » (sinon de médecin de famille) dont le souci ne serait plus seulement le nombre de consultations et l'ordonnance de médicaments qui les concrétisent.

Dans une telle gestion raisonnée de soins, le métier de médecin généraliste implique forcément des changements. Il ne peut y avoir de maîtrise médicalisée des dépenses de soins sans changement des structures de soins.

L'anxiété, les difficultés d'endormissement, un épisode dépressif banal, liés aux événements de vie, sont des soins « courts » du seul ressort du médecin généraliste. Au-delà, celui-ci devrait être amené à utiliser un réseau de soins « longs » impliquant le spécialiste et éventuellement le secteur public tout en restant le maître d'œuvre du suivi du patient. En effet, la consommation de psychotropes (ou de médicaments en général) n'est que la partie émergée d'un iceberg dont l'essentiel est représenté par la gestion raisonnée des soins. Que l'on en juge en psychiatrie, où les interventions médico-sociales peuvent être multiples, impliquant certes un traitement par médicaments psychotropes, mais aussi des arrêts de travail, maison de convalescence, un congé longue maladie, une invalidité, une allocation adulte handicapé, etc., la multitude des partenaires de santé et des partenaires sociaux nécessite une coordination des soins qui n'existe pas actuellement. Cette coordination implique *une logistique* qui pourrait être le fait de l'industrie de la santé. Dans cette conception, les barrières ville-hôpital ou public-privé devraient disparaître. Dans la réalité, la lutte pour conserver une clientèle implique que le malade-client puisse devenir malade-objet, parfois malade-otage. Les soins en réseau de compétences mettraient chacun à sa place et le malade en position de sujet. La psychiatrie est un bon « modèle » de départ pour élaborer un tel système de gestion raison-

née des soins puisque le médico-social y est particulièrement développé. C'est en effet un domaine où se côtoient
médecine libérale, service public et secteur associatif. Le
médecin généraliste, le spécialiste, les personnels de service public en psychiatrie, les lieux d'accueil intermédiaires, la diversité (ou l'absence) de structures de réa-
daptation sociale rendent compte du parcours possible
pour un malade qui est le plus souvent livré à lui-même
dans cet itinéraire non fléché.

En définitive, faut-il tenter d'optimiser la prescription
de médicaments psychotropes quand on connaît le
contexte où elle se situe ? L'avenir n'est-il pas plutôt à une
optimisation de la chaîne des soins ? Dans la compétition
économique inégale (de par leur taille) des laboratoires
pharmaceutiques, cela permettrait de redistribuer aussi
les chances. Ce n'est pas la masse globale de l'argent qui
fait défaut dans le système de santé, c'est sa distribution
qui est inadaptée, car le poids des dépenses est mal
réparti. On parle toujours du « coût de la santé », mais on
oublie de souligner ce que représente le marché de la
santé. Combien de gens vivent-ils de la maladie des
autres ? Que coûterait la bonne santé générale – au sens
où la maladie serait éradiquée – en ce qui concerne les
emplois et les volumes financiers engagés ?

Annexe

ENQUÊTE NATIONALE AUPRÈS
DE CINQUANTE LEADERS D'OPINION

Les prescripteurs représentent en France un groupe humain cohérent qui se définit par une identité commune. En tant que groupe, ils subissent en permanence des influences qui affectent leurs décisions et leur pratique professionnelle.

L'objectif de cette enquête a donc été de consulter cinquante personnes auxquelles la communauté médicale attribue un rôle d'expert dans le domaine de la prescription des médicaments psychotropes.

Pour les choisir, nous avons demandé à tous les syndicats de psychiatres et à la Fédération française de psychiatrie de désigner parmi leurs membres ceux qui leur paraissaient être les plus compétents pour répondre à un questionnaire sur l'utilisation des médicaments psychotropes. Nous avons aussi consulté des pharmacologues cliniciens – souvent sollicités comme experts par les pouvoirs publics – et des chercheurs de l'INSERM connus pour leurs travaux dans le domaine des psychotropes.

Chacun des cinquante leaders d'opinion ainsi choisis a reçu par la poste, en septembre 1995, un questionnaire établi notamment grâce aux conseils et aux suggestions d'experts en psychiatrie, en épidémiologie, en méthodologie et en sociologie. Deux mois plus tard, quarante-six réponses nous étaient parvenues. Trente-six personnes avaient rempli le questionnaire plus ou moins complètement ; dix ne l'avaient pas rempli, expliquant de manière plus ou moins détaillée les raisons de leur refus ; et quatre, en dépit de sollicitations téléphoniques, n'avaient pas retourné leur questionnaire ni pu être jointes directement.

Avant de commenter les résultats de cette enquête, je voudrais citer quelques-unes des réponses les plus significatives.

Question : « Avez-vous une connaissance personnelle des quantités de médicaments psychotropes prescrites actuellement en France ? » : 22 oui, 14 non.

Question : « Avez-vous une connaissance personnelle des quantités de médicaments psychotropes prescrites actuellement dans d'autres pays ? » : 21 oui, 15 non. Une seule personne cite les enquêtes du CRÉDES ; deux citent le rapport Legrain sur les tranquillisants ; vingt-six disent connaître l'évolution des prescriptions de psychotropes au cours de ces dernières années.

Question : « Quelle est la durée *moyenne* d'une chimiothérapie antidépressive ? » : six réponses seulement concordent sur une durée moyenne. On note pratiquement autant de chiffres ou de fourchettes de temps proposés que de répondeurs (dix-huit réponses différentes sur trente-six). En revanche, vingt-huit personnes disent s'appuyer sur des références bibliographiques, le plus souvent sans les citer.

Question : « Si vous admettez qu'un certain nombre de syndromes dépressifs avérés conduisent à un suicide, quelle est, selon vous, la fréquence des suicides directement liés à un syndrome dépressif ? » : vingt-neuf réponses, dont une est remarquable : « J'essaie de ne pas prendre le risque. » La fréquence des suicides directement liés à un syndrome dépressif est estimée, avec une extraordinaire diversité de réponses, de moins de 10 % à 80 %. Aucune référence bibliographique reposant sur un travail précis n'est citée. En particulier, personne ne cite le rapport du Comité économique et social sur le suicide paru au *Journal officiel* en juillet 1993.

Question : « Pensez-vous personnellement que beaucoup de déprimés authentiques ne sont pas traités par un antidépresseur ? » : 31 oui sur 36. L'évaluation du pourcentage de déprimés non traités dans la population des personnes réellement malades donne elle aussi lieu à une dispersion considérable des réponses, aucune ne s'appuyant sur des références bibliographiques fiables.

Question : « L'efficacité des traitements par les benzodiazépines (anxiolytique et hypnotique) se maintient-elle, selon vous, au-delà d'un an de traitement continu ? » : 11 oui, 12 non.

Question : « A votre avis, quels sont les arguments qui peuvent justifier de la part du médecin, généraliste ou spécialiste, la poursuite d'un traitement par BZD (hypnotiques ou tranquillisants) pendant des années ? » Cette question ouverte a amené des réponses très différentes. Cependant, douze personnes pensent que c'est la demande du patient qui conduit à poursuivre un traitement sur plusieurs années.

Les questions relatives au traitement de la schizophrénie donnent une même dispersion des réponses à propos de la durée du maintien du traitement en l'absence de rechute : entre six mois et « à vie », avec un taux plus fort de réponses pour une durée de cinq ans.

L'association de deux neuroleptiques devant des manifestations psychotiques chroniques partage encore les répondeurs : 9 oui, 2 oui « éventuellement », 14 non, 2 non « sauf cas rares », 8 oui et non, 3 sans réponse. Tout cela après une conférence de consensus sur le traitement de la schizophrénie en 1994 et des RMO en 1995.

Commentaire

On est frappé tout d'abord par l'hétérogénéité des attitudes et le ton des réponses.

Dans leur majorité, les personnes sondées ont réalisé un travail remarquable, soit par la pertinence de leur recherche bibliographique, soit par l'intérêt de leurs commentaires et de leurs propositions.

Mais d'autres, qui n'en sont pas moins des experts très connus, ont manifestement eu peur de se compromettre, vivant apparemment cette enquête comme une « évaluation des connaissances ». Ainsi, l'un d'entre eux juge « très imprudent » de répondre à ce type de questionnaire. Un autre, tout aussi connu, refuse de répondre à la question concernant la durée moyenne d'un traitement par antidépresseur en argumentant la raison de son refus ; pourtant, il a l'habitude de prendre position très clairement à ce sujet dans la presse spécialisée ou, dans les médias grand public. Certains critiquent vivement le questionnaire qui, à l'évidence, leur apparaît comme le désaveu, grave dans ses conséquences, d'une « pseudo-surconsommation ».

Les données bibliographiques se caractérisent par leur abondance, leur dispersion et l'absence d'articles ou de livres qui émergeraient comme l'émanation d'un consensus. Les travaux cités sont souvent pertinents, mais au fond il semble que, sauf en de rares cas, chacun possède ses propres références « incontournables ».

Quelques notions très fortes dans leurs implications et dans les représentations qu'elles génèrent à propos de la dépression méritent d'être commentées. Il s'agit des évaluations de la fréquence des suicides directement liés à un épisode dépressif et de la proportion de déprimés non traités dans la population de déprimés. On demandait aux leaders d'opinion, lorsqu'ils fournissaient un pourcentage, d'indiquer sur quelle(s) référence(s) bibliographique (s) ils s'appuyaient. La dispersion des réponses est considérable et certaines sont complètement farfelues (80 % de déprimés mourront par suicide !) sans pour autant s'appuyer sur des travaux irréfutables ou sur des références bibliographiques sérieuses.

Les positions des uns et des autres et les propositions qui ont pu être faites semblent indiquer qu'il existe deux mondes de très inégale importance dans le milieu de la psychiatrie. Leurs positions à l'égard de la clinique et à l'égard du médicament ne sont pas superposables. Certains psychiatres universitaires semblent très attachés à une psychiatrie du symptôme, très médicalisée, pour laquelle l'utilisation du psychotrope incarne la totalité de leur savoir et est la seule à être proposée au malade. En revanche, les psychiatres non universitaires de service public et les psychiatres libéraux ont des stratégies plus globales de prise en charge. Ils insistent sur l'existence du malade en tant que personne.

Bien évidemment, ce questionnaire exprime diverses tendances. Globalement, on peut dire que la banalisation de la prescription des médicaments psychotropes est dénoncée. Cependant, un pédopsychiatre universitaire, désigné par un des syndicats consultés, déplore qu'il n'y ait pas pour l'enfant de nouveaux psychotropes depuis 1972 et regrette l'absence d'essais thérapeutiques chez les moins de dix-huit ans. Selon lui, cette absence créerait un « désert thérapeutique » chez l'enfant alors que les psychotropes sont pourtant largement utilisés chez eux. D'autre part, un psychiatre de service public de Saint-Jean-de-Maurienne déplore que, dans les discours officiels, le malade, la relation et la prescription ne trouvent jamais une dimension qui ne soit pas seulement limitée à une vision théorique de la pharmacologie. Enfin, un psychiatre libéral souligne la nécessité de « rouvrir la voie » aux autres formes de prises en charge thérapeutiques (psychothérapie) et de les enseigner à l'université. Un psychiatre de service public de Reims développe la même attitude en soulignant que « le traitement des maladies mentales ne relève pas exclusivement des psychotropes ».

Il est partout souligné que la formation médicale continue et la recherche devraient être indépendantes de l'industrie pharmaceutique. Un psychiatre universitaire de Paris propose « une information bi-annuelle par les pouvoirs publics auprès des prescripteurs sur les volumes de vente des médicaments et leurs variations avec des commentaires émis par un groupe d'experts ». Enfin, on préconise d'informer les consommateurs et de sensibiliser le grand public au bon usage des médicaments psychotropes. On propose aussi d'organiser des enquêtes auprès des consommateurs afin d'évaluer les caractéristiques de la prescription et de la consommation.

Pour terminer, laissons un psychiatre de service public du sud-est de la France s'exprimer sur l'utilisation des médicaments psychotropes : « L'utilisation actuelle est caractérisée par : une surconsommation alarmante, compliquée d'une dysconsommation, résultant d'une collusion entre : la névrose et sa demande d'aide, les intérêts commerciaux de l'industrie pharmaceutique, ceux des médecins rémunérés au volume, et l'idéal social d'un bonheur consommable. »

On ne saurait tirer de conclusions définitives d'une telle consultation, tant elle est limitée dans son ampleur et dans ses moyens. Mais cette enquête laisse apparaître, au sein du milieu psychiatrique, des tendances différentes entre les leaders d'opinion les plus connus et les autres. Que retiennent en définitive de tout cela les médecins généralistes ?

DÉPOUILLEMENT DES QUESTIONNAIRES

MODE D'EXERCICE :		
Public	27	
Privé		
Mixte	7	
sans réponse ou réponse ambiguë	2	
TOTAL		36

I. ASPECTS QUANTITATIFS
DE L'UTILISATION DES MÉDICAMENTS PSYCHOTROPES :

I.1. Dans le domaine des troubles anxieux, sur quelles références bibliographiques de base peut-on s'appuyer pour évaluer l'importance de cette pathologie en France ? Parmi ces références, pouvez-vous souligner celle qui vous semble particulièrement fiable ?

I.2. Dans le domaine des troubles de l'humeur, sur quelles références bibliographiques de base peut-on s'appuyer pour évaluer l'importance de cette pathologie en France ? Parmi ces références, pouvez-vous souligner celle qui vous semble particulièrement fiable ?

I.3. Dans le domaine des schizophrénies, sur quelles références bibliographiques de base peut-on s'appuyer pour évaluer l'importance de cette pathologie en France? Parmi ces références, pouvez-vous souligner celle qui vous semble particulièrement fiable?

I.4. Avez-vous une connaissance personnelle des quantités de médicaments psychotropes prescrites actuellement en France?		
OUI	22	
NON	14	
TOTAL		36

I.5. Avez-vous une connaissance personnelle des quantités de médicaments psychotropes prescrites actuellement dans d'autres pays?		
OUI	21	
NON	15	
TOTAL		36

Si OUI, dans quels pays :	
Allemagne	7
Angleterre, U.K.	10
Belgique	3
Canada	1
Europe (CEE)	7
Italie	4
Scandinavie	1
USA	13
autres réponses : – APA task Force on BZD dependance, toxicity and abuse	3

– Enquête de Balter	2
– Enquêtes CREDES	1
– Enquête comparative Europe/USA (non publiée)	1
– Étude SOFRES (Lépine, Boyer)	2
– Rapport Legrain	2
– Travaux de nos collègues pharmacologues de Barcelone et du nord de l'Europe (livre de OMS)	1
sans réponse	1

I.6. Avez-vous une connaissance de l'évolution des prescriptions de médicaments psychotropes au cours des dernières années ?		
OUI	26	
NON	8	
sans réponse	2	
TOTAL		36

II. ASPECTS QUALITATIFS DE L'UTILISATION
DES MÉDICAMENTS PSYCHOTROPES :

II.1. Dans votre pratique, quelle est la durée moyenne d'une chimiothérapie antidépressive ?		
7 semaines en théorie, souvent plus en pratique	1	
3 à 6 mois	2	
3 à 6 mois ou bien sur des années ; 3 mois à indéfini	2	
4 à 6 mois	1	
4 à 6 mois en aigu et moyen et long terme variable	1	
4 à 12 mois, voire plus	3	
6 mois	6	
6 à 8 mois	4	
plus de 6 mois	1	

6 à 9 mois pour 1er épisode, plusieurs années si dépression récidivante	1	
6 mois à 1 an	4	
6 mois à 3 ans et plus	1	
9 mois	1	
12 à 18 mois avec minimum de 6 mois	1	
plus d'1 an en général en psy, mais nécessité de distinguer différents types de dépression	1	
quelques mois à plusieurs années	1	
2 ans	1	
sans réponse	4	
TOTAL		36

Existe-t-il à ce propos des données dans la littérature ?		
OUI	28	
NON	2	
sans réponse ou « ? »	6	
TOTAL		36

II.2. L'intérêt d'un traitement antidépresseur est-il démontré pour vous au titre d'une chimiothérapie préventive de rechutes et de récidives ?		
OUI	28	
NON	4	
sans réponse	4	
TOTAL		36

Si OUI, lequel (lesquels)?	
amitriptyline (Laroxyl®)	2
citalopram	2
clomipramine (Anafranil®)	3
fluoxetine	5
IMAO A	1
imipramine (Tofranil®)	9
imipraminiques	1
inhibiteurs de la recapture de la sérotonine	5
ISRS	1
lithium	2
maprotiline (Ludiomil®)	3
mianserine	1
normothymiques type depamide, tégretol, voire lithium	1
paroxetine	6
Prothiaden®	1
sertraline	5
tianeptine (Stablon®)	2
venlafaxine	1
antidépresseur considéré efficace lors du traitement de l'épisode dépressif majeur	3
a priori tous les antidépresseurs	1
classiquement les tricycliques	1
constatations cliniques personnelles	1
du nombre de rechutes et de l'intensité des rechutes	1

plusieurs	1
PMD	1
pour les rechutes il faut environ 3 à 6 mois de prescription ; pour les récidives (en cas de dépression récurrente) il faut prescrire au moins 1 an	1
prévention des récidives des dépressions récurrentes	1
réduit le risque de récidives chez les patients ayant plusieurs antécédents de dépression	1
la différence entre rechute et récidive est liée au temps entre les deux épisodes, par définition un traitement devrait éviter les récidives et d'autant plus les rechutes. Alors, poser le problème d'une prévention me paraît surprenant. Ne sortirait-on pas du cercle infernal maladie-rechute-récidive-prévention ? La dépression est-elle une maladie ? une constitution ? une chronicité morbide ? avec des épisodes aigus ?	1
sans réponse	9

II.3. Certains types de syndromes dépressifs sont-ils plus susceptibles que d'autres de récidiver ?		
OUI	28	
NON	2	
sans réponse ou réponse ambiguë	6	
TOTAL		36

II.4 Si vous admettez qu'un certain nombre de syndromes dépressifs avérés conduisent à un suicide, quelle en est, selon vous, la fréquence des suicides directement liés à un syndrome dépressif ?		
$\dfrac{\text{Nombre de morts par suicide 50 \% (déprimés)}}{\text{nombre de déprimés (prévalence)}}$ –> % ± 0,3 %	1	
– de 10 %	1	
10 %	3	

15 %	3	
15 à 20 %	1	
20 %	3	
20 à 30 %	1	
30 %	2	
40 %	2	
50 % ; environ 50 %	2	
60 % ; environ 60 %	4	
plus de 60 %	1	
« 60 % des suicides sont liés à un état dépressif ; 15 % des déprimés DCD par suicide »	1	
70 %	1	
75 %	1	
80 % ; 80 à 100 %	2	
« J'essaie de ne pas prendre le risque, aussi le sont-ils tous potentiellement »	1	
sans réponse	6	
TOTAL		36

II.5. Pensez-vous personnellement que beaucoup de déprimés authentiques ne sont pas traités par un anti-dépresseur ?		
OUI	31	
NON	2	
OUI et NON	1	
sans réponse	2	
TOAL	1	36

II.6. A combien évaluez-vous la proportion de déprimés non traités dans la population des malades déprimés : en %		
3 %	1	
15 %	1	
20 %	4	
30 %	4	
40 %	2	
40 à 50 %	1	
45 %	1	
50 %	4	
50 % pas traités du tout ; 20 % pas traités de façon adéquate	1	
50 % traités de façon diverse ; 20 à 25 % traités de façon adéquate	1	
60 % ; environ 60 % ; au moins 60 %	3	
70 %	2	
90 %	1	
sans réponse ou « difficile à évaluer »	10	
TOTAL		36

II.7. L'efficacité des traitements par les benzodiazépines (anxiolytique et hypnotique) se maintient-elle, selon vous, au-delà d'un an de traitement continu ?		
OUI	11	
% modeste de sujets OUI	1	
NON	12	
NON théoriquement, mais en pratique quotidienne ?	1	

OUI et NON	3	
efficacité non démontrée	1	
il est impossible de répondre à cette question	1	
je ne sais pas	1	
sans réponse	5	
TOTAL	36	

II.8. A votre avis, quels sont les arguments qui peuvent justifier de la part du médecin, généraliste ou spécialiste, la poursuite d'un traitement par BZD (hypnotiques ou tranquillisants) pendant des années?	
quels arguments? « scientifiques »?	1
absence d'appétence de type toxicophilique ou de traits de personnalité favorisant les échecs	1
absence ou refus de psychothérapie	1
amélioration stable avec posologies raisonnables, sans effet secondaire, sans tendance à augmenter les doses; patient parfaitement équilibré grâce au traitement	3
anxiolytiques : récurrence des troubles anxieux	1
appréciation d'un bénéfice/risque favorable	1
aucun	1
– phénomène de rebond; – authentique phénomène de rebond anxieux; – rebond-sevrage et arrêt insuffisamment progressif	3
automédication	1
chez certains sujets, peu nombreux, toute tentative de mobilisation d'habitudes et d'approche psychothérapique de l'anxiété, de l'insomnie et du « rituel » médicamenteux, expose à une décompensation plus sévère	1

– demande du patient; – appréciation subjective du patient; – pression des patients; – difficulté d'arrêter pour le patient; – difficulté pour le patient de rompre des habitudes; – peur du malade d'arrêter le médicament; – peur du malade « d'être mal »; incapacité pour le patient d'envisager une nouvelle période de « mal-être » alors que la BZD amène cette amélioration; ...	12
demande formulée par le patient (habituels toxicomaniaques)	2
demande du patient après évaluation du caractère « utile » par le médecin	1
dépendance : non-respect des précautions qui minimisent le risque de dépendance	1
dépendance aux BZD et crainte d'un syndrome de sevrage	1
dépendance psychologique du sujet au traitement médicamenteux	2
dépressions résistantes avec facteurs de personnalité particulière	1
des années certainement pas	1
désir « d'assistance » à tout prix de nos concitoyens	1
pathologie chronique (pas forcément sensible aux BZD!!!)	1
état anxieux persistant; chronicité des troubles anxieux, anxiété rebelle	5
– habitudes de prescriptions (peut-être induites par les patients eux-mêmes); – routine de prescription installée entre médecin et patient, le médicament prenant au bout d'un certain temps valeur d'objet contraphobique et de symbole dans la relation thérapeutique	2
hypnotiques : aucun	1
la symptomatologie qui avait disparu réapparaît	1
manque de formation	1
méconnaissance des alternatives thérapeutiques médicamenteuses et non médicamenteuses; incapacité à proposer d'autres traitements; absence d'autres alternatives possibles pour le patient et/ou le médecin	3

poids psychologique chez certains patients, du recours ritualisé et « magique » à l'anxiolytique ou à l'hypnotique	1
réapparition des symptômes initiaux lors (ou après) la diminution douce des posologies ou après arrêt du traitement	2
rechute	2
sevrage : apparition d'un sevrage si non-respect des procédures recommandées	2
sevrage : échec des diverses tentatives de sevrage	1
sevrage : manifestations de sevrage pour utilisation prolongée au-delà de 3 mois	1
sevrage : mauvaise connaissance de la pratique et de la technique du sevrage	1
sevrage : patient qui tente honnêtement un sevrage de ses médicaments mais n'y parvient pas	1
sevrage : phénomène de sevrage à l'arrêt des BZD	2
sevrage difficile	1
solution de facilité pour le patient	2
souvent, il existe une dépression méconnue, non traitée, et « masquée » par la sédation anxiolytique ou hypnotique ; mauvaise indication : en fait patients déprimés	2
utilisation du médicament comme objet contraphobique	1
confort du malade avec posologie faible avec stabilisation de son état. Le médicament est souvent un soulagement dans le vécu du patient...	1
sans réponse	2

II.9. La justification du maintien d'un traitement continu par neuroleptique chez un schizophrène en dehors de toute manifestation aiguë ou chronique est-elle démontrée ?		
OUI	19	
OUI, mais pour durée limitée	1	

NON	7	
OUI et NON	1	
un schizophrène sans aucune manifestation chronique n'est pas un schizophrène	1	
ne comprend pas la question ou « ? »	2	
sans réponse	5	
TOTAL	36	

II.10. Pendant combien de temps maximum est-il justifié de maintenir sous neuroleptique un patient diagnostiqué comme « schizophrène » en dehors de toute rechute ?		
6 mois	1	
6 mois à 1 an	1	
environ 2 ans; au moins 2 ans	2	
2 à 5 ans	1	
2 ans après rémission du 1er épisode; 5 ans après rémission du 2e épisode	1	
3 ans	1	
5 ans	3	
plus de 5 ans, voire à vie, à condition d'avoir remis en question 1er « diagnostic »	1	
2 ans après stabilisation de l'état	1	
après 5 ans sans rechute	1	
plusieurs années	1	
1er accès: 1 an; 2e: 3 ans; 3e: à vie	1	
la notion de 2 ans pour 1er épisode et 5 ans ensuite ne repose pas sur des données fiables	1	

indéfini en l'état actuel des connaissances; aussi long- temps que sa vie n'est pas stabilisée	2	
maîtrise mal le sujet; aucune réponse ne semble pos- sible	3	
pas de règle, cas individuels	1	
« 20 à 30 mois »	1	
dans la limite des effets secondaires et en fonction de l'évolution de la stabilité	1	
la question pour moi ne se pose pas en ces termes ou alors la réponse serait : ça dépend du suivi (psycho- thérapique ou autre) et de l'information du patient	1	
quand on est interne, la prescription s'appuie sur le temps du bon neuroleptique expérimenté dans le service. Quand on est chronique dans un service, les patients nous obligent à tenir compte de leur vie, leurs avis, et le problème est plus complexe, le médicament devient un objet d'échange, un contenant psychique,... alors on devient moins certains	1	
il n'y a pas de maximum dans la littérature	1	
la rechute n'est pas le seul facteur qui doive intervenir dans la durée du traitement mais sans doute le type de tableau ayant motivé la mise sous traitement et la qualité du résultat obtenu plus la qualité de l'environnement sociofamilial	1	
je serai tenté de dire qu'un patient schizophrène le reste, même en dehors des épisodes florides...	1	
sans réponse	7	
TOTAL		36

II.11 Est-il justifié d'associer deux neuroleptiques devant des manifestations psychotiques aiguës?		
OUI	21	
probablement	1	

NON	10	
OUI et NON	1	
sans réponse	3	
TOTAL		36

Si OUI, de quels types?	
1 incisif et 1 sédatif	11
2 familles distinctes	1
1 sédatif et 1 antipsychotique	7
tous les types	1
rarement si nécessité d'utiliser 1 neuroleptique sédatif	1
1 neuroleptique d'action rapide pour calmer la crise, 1 plus tardif pour prendre le relais	1
monothérapie neuroleptique plus BZD	1
antiproductif	1
sédatif	1
antidélirant plus anxiolytique et sédatif	1

II.12. Est-il justifié d'associer deux neuroleptiques devant des manifestations psychotiques chroniques?		
OUI	9	
OUI éventuellement	1	
OUI mais il s'agit probablement d'un usage qui devrait se discuter	1	
OUI si résistance, NON si monothérapie efficace	2	
OUI parfois, NON le plus souvent	1	

OUI en cas de résistance malgré une thérapeutique bien conduite, NON la plupart du temps et certainement pas systématiquement	1	
NON (sauf cas rares ou éventuellement)	2	
NON	14	
NON si vraiment stabilisé – > monothérapie minimale efficace	1	
NON si l'on excepte Nozinan et Tercian	1	
sans réponse	3	
TOTAL		36

Si OUI, de quels types de médicaments ?	
un incisif et un sédatif	7
un incisif et un sédatif à faible dose	1
faible dose antidéficitaire et faible dose nocturne d'un sédatif si forme mixte	1
NAP	1
en général, neuroleptique majeur, éventuellement sous forme retard peut suffire	1
tous les types	1
complémentaires en termes de récepteurs	1
le maintien d'une dose modérée de neuroleptiques sédatifs dans schizophrénies paranoïdes avec manifestations discordantes résiduelles semble améliorer l'adaptation du patient à son environnement	1
association en fonction : – de la cinétique – de l'affinité ≠ des neuroleptiques sur certaines régions du cerveau et sur ≠ types de récepteurs – de l'impact clinique recherché	1

III. QUESTIONS DE SANTÉ PUBLIQUE :

III.1 Dans votre expérience, jugez-vous efficaces au plan de la prescription des médicaments psychotropes les relations entre généralistes et psychiatres?		
OUI	20	
NON	13	
OUI pour AD et anxiolytiques, NON pour neuroleptiques	1	
sans réponse	2	
TOTAL		36

III.2 Voyez-vous une modification des conditions actuelles des prescriptions de médicaments psychotropes qui permettrait une meilleure efficacité thérapeutique dans le domaine de l'anxiété et de la dépression?		
OUI	27	
NON	8	
sans réponse	1	
TOTAL		36

Si OUI, laquelle?
amélioration des capacités (plus de temps) diagnostiques
astreindre l'utilisation des neuroleptiques aux pathologies psychiatriques vraies et informer sur les neuroleptiques « cachés »
ce qui va dans le sens d'une meilleure utilisation des connaissances bien établies (par ex. RMO)
contrôler efficacement la durée de prescription des benzodiazépines
dosages biologiques (concentration sanguine)
EPU mieux structuré, avec discussion clinique et thérapeutique entre praticiens du secteur psychiatrique et médecins libéraux

éventuellement prescription discontinue dans les troubles anxieux généralisés en disposant de médicaments dépourvus d'effets de sevrage à l'arrêt

- effort de formation sur : critères diagnostiques, conduite à tenir thérapeutique ;
- faire de la formation médicale : reconnaissance des troubles, stratégies de soins, pharmacologie, thérapies non médicamenteuses ;
- formation des généralistes obligatoire ; formation des généralistes à la relation psychothérapique ; formation des généralistes au diagnostic et aux indications et au suivi des stratégies thérapeutiques ; formation des généralistes et des patients ;
- formation des généralistes et des psychiatres à la prescription ;
- formation-information en dehors de l'industrie pharmaceutique ; obligation de formation médicale continue des MG *et* des psychiatres

- meilleure information sur les posologies optimales et les durées des traitements ;
- meilleure information donnée par personnes compétentes qui ne soient pas systématiquement « pro » ou « anti » industrie du médicament ou médicament tout court

L'utilisation du dossier-patient informatisé (et confidentiel) avec introduction d'une évaluation appropriée des cas de prescription prolongée de psychotropes (supérieure à 3 ou 6 mois par exemple)

La diminution des craintes des MG à l'égard des antidépresseurs

meilleures connaissances sur problème de suivi à long terme

modification des conditionnements

monothérapie antidépressive et/ou anxiolytique

nouvelles molécules qui présenteraient moins d'inconvénients (meilleure tolérance des sérotoninergiques) et moins d'effets d'accoutumance pour BZD

organiser davantage de rencontres entre psychiatres et généralistes pour information et meilleure collaboration sur le plan chimiothérapique

ouvrir la voie aux autres types de prise en charge thérapeutique (type psychothérapique) à commencer par leur enseignement universitaire

pas de prescription mais d'information et surtout de formation prescription accompagnée d'un entretien où le médicament serait présenté comme un auxiliaire et non un remède. Le médicament n'est pas un fétiche, il est une molécule...

prescription : restriction de possibilité de prescription par les omnipraticiens

problème de la dose d'antidépresseurs prescrite par les généralistes

recours plus fréquent au psychiatre pour avis diagnostique, le MG continuant à suivre le patient

RMO sur les antidépresseurs

III.3 Quelles sont les questions de santé publique que vous souhaiteriez soulever à propos de l'utilisation des médicaments psychotropes :

III.3.1. Réponses personnelles :

antidépresseurs :
- critère de choix des AD (ciblage des patients);
- développement des études de la prescription chez enfant et adolescent des AD;
- posologie des AD dans la prévention des récurrences;

bénéfice/risque en terme de pharmaco-épidémiologie

BZD :
- durée du traitement BZD dans anxiété généralisée;
- niveau d'autoprescription des BZD?;
- protège ou facilite les autres dépendances?;

changer la dispensation actuelle et favoriser la dispensation par nombre d'unités, de prises nécessaires afin d'éviter la constitution de réserves de médicaments

comment faire parvenir des informations et développer des travaux indépendants de l'industrie pharmaceutique?

Coût et évolution des sujets répondant à des diagnostics formels et non diagnostiqués

dossier patient?

efficacité réelle (*effectiveness*) des antidépresseurs dans les dépressions « névrotiques » (si elles existent encore) hors PMD avec : mesures cliniques globales, aspect temporel et contextuel, approche naturalistique enquêtes de pharmacovigilance

éthique de la consommation de la part des spécialistes : méfaits des schémas simplistes ou qui diabolisent les psychotropes de type « camisole chimique » ou « pilule du bonheur » : car impact sur les représentations sociales des médicaments qui sont déterminantes en la matière, ce qui renforce l'observance des médicaments, – éducation des prescripteurs et des prescrits

études comparatives entre chimiothérapie et autres moyens : psychothérapie, « maisons de repos », « cures », etc.

études épidémiologiques sur des critères affinés

– favoriser la formation des médecins généralistes sur les maladies mentales et les médicaments psychotropes indépendamment des annonceurs, et donc prise en charge par l'État ;
– contrôle périodique de la formation thérapeutique des spécialistes et des généralistes ;
– formation des psychiatres (psychologie médicale et thérapeutique) ;
– formation continue des psychiatres ;
– formation du MG : en psychologie médicale et psychiatrie ; en thérapeutique...
– formation médecin ?

information :
– il existe un décalage croissant entre : d'une part des substances de plus en plus puissantes, multiples, et mal connues quant à leurs effets comportementaux (en particulier selon la dose) et d'autre part une information et une formation clinique ancienne, classique, et mal adaptée à l'évolution des patients et des pratiques ;
– information / éducation consommateur ;
– il paraît difficilement compréhensible de parler de régulation dans l'utilisation du médicament si le « payeur » lui-même (Caisse d'Assurance Maladie) est incapable de produire une information spécifique sur les prescriptions ;
– une information insuffisante des médecins généralistes et de certains psychiatres nuit à la prise en charge médicamenteuse de patients anxieux et dépressifs : 1) trop souvent encore, on observe une « polyprescription », symptôme par symptôme, sans vue d'ensemble du syndrome et avec comme conséquence des ordonnances de 4 à 8 spécialités ; 2) surtout avec les généralistes : risque de traitement par anxiolytique et hypnotiques d'états dépressifs méconnus ou bien risque d'une prescription généralisée et inadaptée des ISRS du fait de l'aisance de leur maniement (pas d'effets secondaires, etc.)

incidence des différentes modalités de prise en charge des troubles dépressifs sur leur évolution et leur retentissement socio-économique interactions médicamenteuses avec les psychotropes, avec les médicaments à visée somatique et avec les substances type alcool et autres

---

l'abus de prescription des anxiolytiques à l'origine de prescriptions prolongées et de dépendance

---

l'épidémiologie des troubles mentaux reste un domaine difficile : 1) il y a peu d'études ; 2) les études sont entachées de biais (biais d'instruments d'évaluation entre autres). Le bénéfice réel apporté par l'utilisation des médicaments reste mal connu malgré l'existence de « références de base ». Quelques données sont solides...

---

lien psychiatres / médecins généralistes

---

modifications évolutives des pathologies en fonction de l'utilisation des psychotropes

---

prescription :
- à quand une vraie « épidémiologie » de la prescription ? ;
- corrélation entre prescriptions et exactitude diagnostique en pratique libérale ;
- dans le cas d'une utilisation de psychotropes par des MG, la nécessité d'une FMC et d'un rapport étroit avec un spécialiste correspondant ;
- évaluation de la pertinence thérapeutique d'une prescription psychotrope par un confrère extérieur : faisabilité, critères retenus, changements ultérieurs ? ;
- les nombreux médicaments doivent être réservés à l'usage hospitalier (ou à la prescription par des spécialistes, ou alors généralistes ayant acquis la compétence) ;
- utilisation réelle des prescriptions médicales ?
- prescription dans d'autres spécialités et à l'hôpital...
- quelle est l'incidence des traitements psychotropes prescrits pour des manifestations ne relevant pas d'une pathologie mentale avérée ? En d'autres termes, quelle est la proportion de traitements psychotropes non justifiés ? Il serait intéressant pour cela de faire une étude naturaliste de l'initiation des traitements psychotropes tant en médecine générale qu'en psychiatrie.

---

nécessité de disposer plus facilement en ville des médicaments psychotropes atypiques (collaboration des psychiatres libéraux avec l'hôpital ou le CMP)

---

posologie d'entretien des NL

---

psychotropes :
- les psychotropes sont des instruments, ils demandent donc un bon

usage. Pour cela, ils demandent un temps d'apprentissage pour faire la part des choses. Ils ne sont pas une réponse à l'angoisse, à la dépression... ils sont nécessaires pour faire passer des crises et stabiliser des « situations ». Le problème est que souvent, si la réponse est totalitaire, elle bloque toute élaboration, le patient devient une victime de sa maladie, il se chronicise, il y a à travailler une marge de liberté pour éviter une perversion de la prescription, d'intoxication. Elle est chimique mais surtout « dans la tête » ; tous les toxicos vous parleront de la transformation de leur comportement ;
– relation entre prescriptions de psychotropes et fausses routes ;
– replacer la consommation de psychotropes parmi la consommation de médicaments qui est plus élevée en France et s'interroger sur les raisons de ce phénomène ;
– stockage de psychotropes dans la pharmacie familiale ;
– psychotropes chez le sujet âgé ;
– risque de consommation de psychotropes des personnes âgées en Institution en raison de troubles du comportement mal tolérés...
– psychotropes chez l'enfant ;
– quel lien y a-t-il en France entre augmentation de la consommation de psychotrope et baisse de la consommation d'alcool ?
– relation entre mode de vie, stress, qualité sociale et les consommations de produits psychotropes ;

la dénonciation globale d'une hyperconsommation de psychotropes en France est NUISIBLE, de façon GRAVE, à l'observance des traitements, quand ils sont NÉCESSAIRES. C'est une MAUVAISE façon d'essayer de réduire les consommations INUTILES.

reconnaissance des dérèglements de l'humeur chez l'enfant et l'adolescent, avec évaluation de l'efficacité de thymorégulateurs et d'antidépresseurs

relations accidents et pathologie chronique ou aiguë

renouvellement des enquêtes type SOFRES

RMO ?

thérapeutique précoce voire même prophylactique des formes atténuées de PMD au sens de Akiskal ou de Angst reprise dans la classification DSM IV

traitement des formes de début de la psychose schizophrénique chez des sujets adultes jeunes

traitement préventif précoce des PMD si on considère le retentissement socio-économique important de cette affection pourtant d'un pronostic relativement favorable dans la majorité des cas

tranquillisants : évaluation du/des profils psychopathologiques présentés par les patients soumis à des traitements tranquillisants au long cours
y a-t-il une nécessité pour une même classe thérapeutique à ce qu'il y ait autant de produits sur le marché ?

III.3.2 Pensez-vous que les points suivants soulèvent des questions de santé publique :

* La relation entre consommation de benzodiazépines et accidents de la route		
OUI	28	
OUI si relation entre consommation de BZD, anxiété et accidents de la route	1	
OUI, mais il faudrait aussi évaluer les conséquences en termes d'accidents (route ou travail) de l'anxiété et/ou de l'insomnie rebelle	1	
NON	4	
sans réponse	1	
relations accidents et *pathologie* chronique ou aiguë	1	
TOTAL		36

* La relation entre consommation de benzodiazépines et accidents du travail		
OUI	25	
OUI si relation entre consommation de BZD, anxiété et accidents du travail	1	
OUI, mais il faudrait aussi évaluer les conséquences en termes d'accidents (route ou travail) de l'anxiété et/ou de l'insomnie rebelle	1	
NON	6	

PEUT-ÊTRE étude rigoureuse à faire	1	
relations accidents et *pathologie* chronique ou aiguë	1	
sans réponse	1	
TOTAL		36

* La relation entre consommation de benzodiazépines et fracture du col du fémur		
OUI	20	
OUI ± NON	1	
NON	11	
PEUT-ÊTRE étude rigoureuse à faire	1	
relations accidents et *pathologie* chronique ou aiguë	1	
?	1	
sans réponse	1	
TOTAL		36

* L'utilisation de neuroleptiques et ses conséquences possibles chez des sujets non schizophrènes ne présentant aucun trouble psychotique aigu ou chronique		
OUI	25	
± OUI	1	
NON	7	
NON mais pourrait venir	1	
sans réponse	2	
TOTAL		36

* L'utilisation d'antidépresseurs et ses conséquences chez des sujets présentant des fluctuations du psychisme habituellement liées aux événements conflictuels ou frustrants de l'existence		
OUI	25	
NON	8	
« question pas claire »	1	
sans réponse	2	
TOTAL		36

IV. MESURES D'OPTIMISATION
DE L'USAGE DES MÉDICAMENTS PSYCHOTROPES :

IV.1 Quelles sont vos suggestions en matière d'optimisation de la prescription ?

1. observer : mettre en place de véritables études descriptives ; 2. analyser les defects ; 3. proposer des solutions à partir de ces observations (et seules observations) : 4. éviter les publicités pour psychotropes dans les médias
Amélioration des capacités (plus de temps) diagnostiques grâce à des présentations pratiques
amélioration des relations et contacts entre les médecins généralistes et psychiatres
campagne grand public
changer la dispensation actuelle et favoriser la dispensation par nombre d'unités, de prises nécessaires, afin d'éviter la constitution de réserves de médicaments
conférences de consensus ; développement des conférences de consensus qui permettent de faire le point de façon contradictoire sur la prise en charge des grandes pathologies psychiatriques
connaître les effets à long terme d'un traitement
consensus sur les stratégies thérapeutiques

création d'ouvrages de références se basant sur des travaux indépendants (de vraies RMO)
dans les centres hospitaliers favoriser la création ou le développement des Départements prévus par la nouvelle Loi Hospitalière en gardant la notion de Secteur psychiatrique dans le but de créer des « pôles d'excellence » locaux favorisant ainsi la réflexion, l'échéance et la communication
développement d'une recherche indépendante de l'industrie pharmaceutique
développement des études cas unique
diagnostic : mieux savoir poser un diagnostic
DIM : développement du DIM ; en ce qui concerne la pratique hospitalière publique ou privée, extension des DIM qui, sur la base de statistiques appropriées, permettent d'éclairer la pratique de chacun
discussion sur un cas clinique suivi au long cours entre spécialistes et/ou entre psychiatre et MG. Analyse critique conviviale des décisions de chacun
dosage plasmatique des psychotropes
éducation (un peu comme pour le SIDA, mais attention à la comparaison) à chaque prescription pour des patients qui ignorent tout de leur traitement et des médicaments pris antérieurement
encourager les organismes type BIAM
entretiens diagnostiques systématiques (idem PA et NFS ça ne vaut d'ailleurs ni plus ni moins)
EPU assuré par l'Université
explications des décisions de l'AMM (et donc du Vidal)
faire mieux connaître l'importance des effets PBO, notamment avec les antidépresseurs et anxiolytiques
faire des études randomisées comportant différentes stratégies thérapeutiques
formaliser l'interaction entre : les projets de la connaissance (en neurobiologie, en pharmacologie) et les modèles de description de la clinique

formation :
– meilleure formation du généraliste à la prescription des psychotropes ;
– formation au diagnostic des généralistes (et même des psychiatres) ;
– favoriser la formation des médecins généralistes sur les maladies mentales et les médicaments psychotropes indépendamment des annonceurs, et donc prise en charge par l'État ;
– obligation de formation des médecins ; obligation de formation des MG et des psychiatres ;
– former les prescripteurs ;
– instauration d'ateliers de formation réunissant psychiatres et généralistes d'une même aire d'exercice ;
– obligation de la formation continue ou actualisation des connaissances contrôlées ;
– amélioration de la formation médicale continue des psychiatres et des généralistes ;
– formation médicale réaliste et pratique ;
– formation renforcée en psychiatrie pendant les études médicales ;
– formation structurée à la prescription

information du patient sur sa pathologie

information du public : (BUM Ministères) ; par les médias sur les troubles mentaux

information :
– je ne vois que l'information et l'enseignement (oral car les gens ne lisent plus !) ;
– multiplier les réunions d'information avec d'autres collègues somaticiens ;
– information des praticiens, dégagée de l'industrie pharmaceutique, concourant à une meilleure connaissance des manifestations anxieuses et dépressives, à faire sortir de sa « banalisation » actuelle la prescription des médicaments psychotropes ;
– information cohérente indépendante des annonceurs ;
– meilleure information des médecins (recommandations médicales, conférences de consensus) ;
– information et formation : si l'on veut avoir une influence réelle sur les prescriptions de psychotropes, il faut faire passer l'idée que le traitement des pathologies mentales ne relève pas uniquement des thérapeutiques psychotropes, tant auprès des médecins que du public. Un effort d'information et de formation paraît donc indispensable ;
– informer sur indications, critères de choix, de validation des excès, interactions entre deux psychotropes de la même classe ;
– information visant activement à « déstigmatiser » les troubles mentaux ;
– informations diffusées par des canaux plurisectoriels et non industriels

justification des renouvellements en fonction de l'état clinique

lien généraliste <---> psychiatre

meilleures connaissances sur problème de suivi long terme grâce à des présentations pratiques

prescription :
– favoriser la monothérapie ; apprentissage de la monothérapie pour tous les psychotropes ;
– carnet de prescription par exemple ? (mais un peu excessif peut-être ?) ;
– contrôle de la prescription comme pour les BZD ; capacité du clinicien à différer la prescription d'un anxiolytique ; délivrance exacte du nombre d'unités prescrites ;
– il faut également faire passer l'idée que la réponse à toute souffrance psychique ne peut être la prise d'un psychotrope. La prescription de psychotrope doit s'inscrire dans une relation de soins. Les psychotropes ne doivent plus être considérés comme des médicaments identiques aux antibiotiques ou à toute autre thérapeutique à visée somatique. Les conditions et les limites de leur mise en œuvre doivent être reprécisées et intégrées dans une stratégie plus globale de la prise en charge du patient. Il faut sortir de l'opposition stérile psychotrope-psychothérapie ;
– l'optimisation de la prescription passe par : 1. modification des rapports médecins/industrie (le faible prix contraint l'industrie à compenser en termes de volume) ; 2. authentique formation qui échappe à la mainmise de l'industrie ou des syndicats ; 3. un travail d'éducation auprès du public ;
– recherche sur la prescription : facteurs cognitifs (ou affectifs), enjeux, épidémiopharmacologie observance, influence des médias ;
– réfléchir plus sur la prescription et les conditions de la prescription plutôt que se focaliser sur la biochimie pure. Il faut parfois ne pas prescrire et proposer une autre thérapie. Quand la prescription est mise en place, tenir compte du patient et le rendre coprescripteur ;
– règles de prescription, en particulier pour les neuroleptiques et les antidépresseurs ;
– édition de guides de prescription par pathologie

mise en place de groupes « qualité » et de procédures « qualité » dans les établissements de santé

modification des conditionnements qui a en partie été réalisée

nécessité du développement de la connaisance générale des médicaments : mode d'action, effets secondaires, toxicité, compatibilité, interactions

références (mais pas « opposables »), des guides, des recommandations
réflexions sur l'accréditation
remise en question des classifications thérapeutiques, voire nosographiques, vers une approche dimensionnelle
répercuter clairement sur le Vidal (ou autre) les informations du produit (Vidal spécialisé ?)
replacer la consommation de psychotropes parmi la consommation de médicaments qui est plus élevée en France et s'interroger sur les raisons de ce phénomène
réunions à X entre médecins généralistes et psychiatres en vue de mieux savoir prescrire et former un véritable partenariat
surveillance accrue des effets iatrogènes
travailler avec les généralistes qui sont les premiers prescripteurs
usage des concentrations plasmatiques
utilisation d'un « carnet de santé » pour les patients en HLD
utilisation du dossier-patient informatisé (et confidentiel) avec introduction d'une évaluation appropriée des cas de prescription prolongée de psychotropes (supérieure à 3 ou 6 mois par exemple)
utilisation plus large des questionnaires remplis par les patients sur la symptomatologie anxieuse, dépressive, sur la somatisation, etc.
sans réponse : 2

IV.2 De quelle(s) source(s) d'information totalement indépendante de toute promotion dispose selon vous le prescripteur? *Exemples :*

* authentiques Conférences de Consensus		
OUI	25	
OUI mais peu	2	
± OUI	1	

OUI (celle de la schizo : ANDEM) et NON ; OUI ailleurs et NON en France	2	
NON	5	
sans réponse	1	
TOTAL		36

* mise en œuvre d'études contrôlées indépendantes de l'industrie pharmaceutique		
OUI	15	
NON	16	
NON mais devrait disposer	1	
PRATIQUEMENT PAS	1	
« ? »	1	
sans réponse	2	
TOTAL		36

* mise en œuvre d'études naturalistes		
OUI	13	
NON	15	
NON exceptionnellement ; NON mais devrait disposer	2	
« ? »	2	
sans réponse	4	
TOTAL		36

* presse indépendante des annonceurs		
OUI	20	
OUI rarement; OUI, il faut savoir choisir	2	
NON	10	
NON mais devrait disposer	1	
sans réponse	2	
« bien trop peu! »	1	
TOTAL		36

* autres :
– apport des pharmacologues; avis d'experts ou de leaders
articles de livres : Prien and Robinson, *Clinical Evaluation of Psychotropic Drug*, Raven Press, 1995
– autres confrères, leur expérience; confrontations cliniques entre cliniciens; échanges de vues entre prescripteurs
communication entre eux, entre eux et nous
– conférences de consensus; conférences de consensus étrangères (ex. Bruges pour les schizophrénies); conférence de consensus qui permet une approche multidimensionnelle d'une pathologie, elle reste le meilleur guide pour le praticien, même si elle ne reflète pas la réalité du sujet en France.
– congrès, réunions scientifiques non sponsorisées : quelques congrès
diffusion de la pratique empirique
dossiers d'AMM
formation continue; formation continue sur programme; formation médicale continue non sponsorisée
groupe Balint avec médecin
il faudrait une meilleure diffusion des études pharmacologiques et surtout de la méthodologie. En fait, la meilleure source est souvent l'expérience partagée dans des essais et des erreurs. Peut-on alors par-

| ler d'indépendance ? d'objectivité ? Il y a seulement une situation de confiance. Il faut introduire la pratique des essais dans les conditions autres qu'hospitalières |
| être capable d'une critique méthodologique des sources d'information |
| revue critique de littérature internationale (nécessite plus de temps et plus de formation que beaucoup de prescripteurs n'ont pas) |
| suivi de travaux et recherches dans les revues spécialisées et contacts personnels |
| sans réponse : 20 |

V. COMMENTAIRES PERSONNELS SUR L'UTILISATION ACTUELLE DES MÉDICAMENTS PSYCHOTROPES :

| Aucune évaluation des prescriptions n'est réalisée en dehors de quelques équipes spécialisées |
| Consommation des soins ? Soins de la consommation ? |
| Contacts médicaux pour éviter l'effet mode... |
| De gros progrès à faire. Un marché large qui nous mettra de plus en plus sous dépendance des industriels si nous ne développons pas les outils de « l'indépendance scientifique » |
| Détruire l'image des psychotropes qui sont « tout » et du réflexe du généraliste : un symptôme = une prescription |
| Éducation sur l'usage des médicaments pour éviter les distributions de voisinage |
| Est-on réellement prêt à mettre en place les moyens (formation des médecins généralistes en matière de prescription de psychotropes, possibilité de consultations permettant une prise en charge non médicamenteuse ou moins axée sur le médicament), (réelle prise en charge psychosociale,...) permettant d'éviter que beaucoup de réponses se réduisent à une prescription ? |
| Évaluer la réalité de l'abus de médicaments psychotropes et l'importance exacte de la sous-utilisation de certains traitements est très difficile. On se contente malheureusement trop souvent soit d'études non généralisables portant sur des sous-populations très particulières, soit de généralités et d'affirmations gratuites sans aucune justification scientifique... Le discours sur l'utilisation des médicaments psychotropes est volontiers socio-économique... |

Férocité sociale qui engendre une demande de « mieux-être » et de « mieux vivre » adressée à la médecine qui elle ne peut répondre qu'à travers le soin...

Formation continue sur la recherche psychopharmacologique

Il faudrait développer une optimisation de la dispensation et du suivi thérapeutique, améliorer les relations entre psychiatres et généralistes afin de permettre une rationalisation adaptée de la thérapeutique

Il n'y a pas de véritable problème dû à la prescription des psychotropes par les psychiatres. Une surconsommation de BZD ou de certains anti-dépresseurs (Prozac, Survector) est due à des prescriptions de médecins généralistes

Information insuffisante du public. Représentation émotionnelle : ou « drogue » ou « objet fétiche ».
Neuroleptisation de plus en plus fréquente par les médecins généralistes

L'information ne circule qu'entre quelques spécialistes

L'utilisation se fait souvent aux dépens d'une négligence de l'intérêt de la psychiatrie comme discipline médicale. Le patient est une personne, pas un système biologique, les médecins doivent le rétablir dans une dynamique de personne active, pas comme un objet avec des cadrans, c'est peut-être banal, en tout cas, cela éviterait des intoxications médicamenteuses. La médecine, par son pseudo-scientifique, a fait honte à la parole... Ce n'est pas moderne...

La prescription me semble automatique et rapide. Ex. : impression de dépression – > antidépresseurs ; plainte du sommeil – > hypnotiques ; etc.

La probable surconsommation de psychotropes en France ne prouve pas pour autant que la souffrance psychique soit prise en compte de façon adéquate mais plutôt qu'elle est fréquemment mésestimée.

La remise en question et les questionnements commencent à cheminer. Nécessité d'évaluer si un médicament qui peut « le plus » (AD majeur de référence pour mélancolie) est indiqué pour des pathologies moins lourdes.

La sensibilisation aux risques du tabac est en train de réussir. Pourquoi pas l'excès ou le caractère inadapté de certaines consommations de médicaments ?

La surconsommation française se retrouve dans les autres catégories médicamenteuses hors psychotropes !

Le problème me semble centré par celui de l'évaluation diagnostique et de l'évaluation des pratiques. Le discours des firmes, peut-être aussi par besoin de reconnaissance, est beaucoup trop classique et inadapté à la réalité clinique. Il faut développer une méthodologie de la pratique

Les prescriptions sont souvent mal suivies

Les problèmes liés à l'utilisation des psychotropes reposent sur la conception purement biologique des pathologies mentales et sur une tendance à identifier toute forme de souffrance psychique à une pathologie cérébrale. Elle est aussi liée au fait que la société privilégie un pragmatisme qui conduit à tenter d'apporter des réponses simples et rapidement efficaces à des problèmes par nature extrêmement complexes. Ceci est préjudiciable aux patients et aux psychotropes dont le dévoiement fait perdre de vue qu'ils ont été un réel progrès dans la prise en charge des malades mentaux. Si la clinique peut nous aider à mieux prescrire les psychotropes, les psychotropes peuvent nous aider à reconsidérer la clinique

Malgré le volume des vertus des psychotropes, il me semble que la cible atteinte reste encore sans rapport avec la cible théorique. Se focaliser sur la consommation des psychotropes sans prendre en compte de façon parallèle les consommations d'autres médicaments est non seulement une erreur méthodologique mais procède d'une volonté démagogique permettant d'inclure dans une pratique médicale qui possède ses règles basées sur des données scientifiques, des *a priori* politiques bien souvent fondés sur des visions morales personnelles qui s'éloignent de la réalité thérapeutique

Nécessité de développer une pragmatique de la prescription pour un individu donné plutôt que des critères (un peu abstraits) venant d'études de groupe ou de considérations de réceptologie cérébrale. Un questionnement véritable sur la méthodologie en psychopharmacologie et le passage à la clinique chez un individu donné

Non seulement le généraliste mais un nombre non négligeable de psychiatres utilisent très insuffisamment les effets de la relation thérapeutique. L'effet psychique de celle-ci est court-circuité, comme le phénomène de mentalisation en psychosomatique. Apprendre à renoncer à l'effet magique et tout-puissant des pilules

Phénomène récent, mal maîtrisé, encore trop peu intégré à la médicalisation « industrielle » réalisée dans d'autres spécialités. Ceci ne préjuge pas du meilleur traitement

Posologie inefficace de la plupart des prescriptions de psychotropes par des médecins généralistes
L'utilisation correcte des psychotropes, par un praticien connaissant bien la psychiatrie, selon les données confirmées de la littérature internationale, constitue un grand progrès pour la psychiatrie et les patients souffrant de troubles mentaux
Prescription de confort pour le médecin et le patient mais attention à l'intrication possible avec les problèmes de dépendance (ex. : BZD protection ou facilitation / autres toxiques)
Renforcer l'enseignement avant et après la faculté
Schéma thérapeutique standardisé pour les cas difficiles (dépressions résistantes, schizophrénie résistante, troubles du comportement...)
Situation préoccupante. Passivité et vulnérabilité par manque d'information objective. Le discours des firmes, peut-être aussi par besoin de reconnaissance, est beaucoup trop classique et inadapté à la réalité clinique. Il faut développer une méthodologie de la pratique
Surconsommation alarmante, qui se complique d'une dysconsommation, résultante d'une collusion entre : la névrose et sa demande d'aide, les intérêts commerciaux de l'industrie pharmaceutique, ceux des médecins rémunérés au volume, et l'idéal social d'un bonheur consommable !
Trop de psychotropes prescrits ; délaissement des autres types de traitement actuellement
Une information de qualité du public est certainement nécessaire même si elle est apparemment difficile à élaborer et à diffuser
sans réponse : 9

REMERCIEMENTS

Le rapport technique dont ce livre est issu n'a pu être réalisé que grâce à de nombreux concours, collaborations et consultations de compétences diverses. C'est donc collectivement que j'adresse mes remerciements à celles et à ceux qui m'ont aidé. Tous les organismes et toutes les structures représentant les acteurs de la chaîne du médicament, depuis la production (industrie pharmaceutique) jusqu'à la consommation (associations d'usagers), ont été concernés. Les instances publiques d'évaluation et de suivi du médicament ainsi que les caisses d'assurance maladie ont été une source précieuse d'informations.

Des experts appartenant à l'Université ou à des organismes de recherche ont été consultés.

Cinquante leaders d'opinion ont pu s'exprimer par le moyen d'un questionnaire dont les résultats sont présentés en annexe.

De très nombreux dirigeants de l'industrie pharmaceutique ont aimablement communiqué leurs opinions et certains ont généreusement fourni de précieux documents concernant les aspects chiffrés de la prescription.

Enfin je remercie chaleureusement mesdames Emmanuelle Kezirian et Martine-José Lebel qui m'ont assisté au plan technique et très efficacement aidé pendant toute la réalisation de ce travail.

TABLE

Introduction : Le prix du bien-être............... 9

PREMIÈRE PARTIE
Conflits d'intérêts

I. Les logiques du profit.................... 23
II. De la non-information à la prescription systématique....................................... 47
III. Les experts sont-ils efficaces ?............. 71
IV. Contre la « pensée unique »............... 105

DEUXIÈME PARTIE
Les chiffres

V. La France en tête...................... 139
VI. Les tranquillisants.................... 161
VII. Les hypnotiques...................... 171
VIII. Les neuroleptiques.................... 191
IX. Les antidépresseurs.................... 199

Conclusion : Pour un meilleur usage des médicaments psychotropes.......................... 209
Annexe : Enquête auprès de cinquante leaders d'opinion................................... 245
Remerciements............................ 283

Imprimé par Lightning Source France
1 avenue Gutenberg
78310 Maurepas

N° d'édition : 7381-0405-Y

9 782738 104052